Dr. Günter Harnisch · Kombucha

Dr. Günter Harnisch

KOMBUCHA: GEBALLTE HEILKRAFT AUS DER NATUR

mit Anleitung zum Selbstherstellen des Teepilzgetränks

ISBN 3-7999-0230-9
© 1991 by Turm Verlag, 7120 Bietigheim-Bissingen
Alle Rechte vorbehalten
Umschlag: Creativ GmbH Ulrich Kolb
Gesamtherstellung: H. Mühlberger GmbH, Gersthofen

*Es kommt darauf an,
den Körper mit der Seele
und die Seele durch den Körper
zu heilen.*

Oscar Wilde

Inhalt

Über dieses Buch: Vorwort 15

Kapitel 1
Kombucha: ein Geschenk für den Präsidenten
der USA 16

Kapitel 2
Wie Dr. med. Rudolf Sklenar die geballte Heilkraft
des Kombucha-Teepilzes wiederentdeckte 17

Kapitel 3
Die ganzheitliche Krebstherapie des Dr. Sklenar . . 20

Kapitel 4
Krebs: ein Problem der körpereigenen Abwehr . . . 21

Kapitel 5
Die Darmbakterien: unentbehrliche Helfer für den
Stoffwechsel und das Immunsystem 23

Kapitel 6
Die eigentlichen Krebsursachen liegen noch immer
im dunkeln 26

Kapitel 7
Je früher sich Krebs feststellen läßt, um so besser die
Heilungschancen 31

Kapitel 8
Die Irisdiagnose 32

Kapitel 9
Die Blutbilddiagnose nach Dr. Sklenar 33

Kapitel 10
Kombucha in der Krebstherapie 34

Kapitel 11
Der Weg des Kombucha-Teepilzes durch die
Jahrtausende und Kontinente 37

Kapitel 12
Kombucha ist nicht gleich Kombucha 43

Kapitel 13
Wie wirkt Kombucha? 50

Kapitel 14
Gegen welche Krankheiten Kombucha hilft 54

Kapitel 15
Kombucha auf dem Prüfstand: Versuche über die
cholesterinsenkende Wirkung des Teepilzgetränks . 57

Kapitel 16
Kombucha löst Blasensteine auf 59

Kapitel 17
Kombucha wirkt antibiotisch 60

Kapitel 18
Die Wirkung von Kombucha bei anderen Krankheiten 62

Kapitel 19
Kombucha im Vergleichstest mit dem immun-
stärkenden Mittel Interferon 64

Kapitel 20
Kombucha steigert die körperliche Leistungsfähigkeit bei Sportlern 67

Kapitel 21
Kombucha in der Tiermedizin: eine Alternative zur
üblichen Kälbermast 70

Kapitel 22
Kombucha: Hilfe für das überlastete Immunsystem 71

Kapitel 23
Kombucha und der Traum von ewiger Jugendlichkeit 73

Kapitel 24
Ein neues Gesundheitsbewußtsein breitet sich aus . 77

Kapitel 25
Die Verantwortung für unsere Gesundheit liegt bei
uns selbst 79

Kapitel 26
Unsere Gedanken entscheiden, ob wir gesund oder
krank werden 82

Kapitel 27
Der Placeboeffekt: ein Beweis für das Wirken der
Selbstheilungskräfte in uns 85

Kapitel 28
Wie sich unser Leben verändert, wenn wir die Verantwortung für unsere Gesundheit selbst übernehmen 87

Kapitel 29
Fasten mit Kombucha 89
   Die Rolle, die das Fasten in der Natur spielt ... 90
   Fasten bei leichten Erkrankungen 91
   Ziele des Fastens 91
   Begleiterscheinungen 92
   Die Durchführung 93

Kapitel 30
Meditation als Voraussetzung, gesund zu werden .. 94

Kapitel 31
Kombucha-Trinken kann Meditation sein 97

Kapitel 32
Übung: Stellen Sie sich als Bild vor, was Kombucha in Ihrem Körper bewirken soll 100

Kapitel 33
Eine Kombucha-Party feiern 102

Kapitel 34
Rezepte für Kombucha-Mixgetränke 103
   Der Kombucha-Zitro-Cocktail 103
   Der Kombucha-Sekt-Cocktail 103

Kapitel 35
Abnehmen mit Kombucha 104

Kapitel 36
Kombucha ist nicht nur zum Trinken da:
Die äußerliche Anwendung von Kombucha 108

Kapitel 37
Kombucha in der Kosmetik 109

Kapitel 38
Einmachen und Konservieren mit Kombucha 110

Kapitel 39
Gesundheitsreform mit Kombucha:
Wie sich wichtige Ideen auf der Welt ausbreiten ... 111

Kapitel 40
Anleitung: Wie Sie das Kombucha-Teepilzgetränk mühelos selbst herstellen können 115

Kapitel 41
Eignet sich Kombucha für Diabetiker? 118

Kapitel 42
Hat Kombucha Nebenwirkungen? 119

Kapitel 43
Gibt es Schwierigkeiten bei der Kombucha-Herstellung? 120

Kapitel 44
Welche Kräutersorten eignen sich für den Kombucha-Ansatz? 121

Kapitel 45
Die Wirkungsweise einzelner Heilkräuter, die Sie
zur Kombucha-Herstellung verwenden können ... 123

Kapitel 46
Beispiele aus der Lebenspraxis: Heilung durch
Kombucha 143
   Hoher Blutdruck 143
   Magen- und Darmbeschwerden 143
   Magenschleimhautentzündung 144
   Gicht 144
   Rheuma 144
   Zu hohe Cholesterinwerte 145
   Massive Kreislaufstörungen 145
   Rückenschmerzen und Darmbeschwerden 146
   Zu hohe Blutzuckerwerte und Wasser in den
   Beinen 146
   Gebärmutterkrebs 147
   Darmkrebs und Rheuma 147
   Arthrose 147
   Magen- und Darmbeschwerden, Asthma 147
   Chronische Nasennebenhöhlenvereiterungen .. 148
   Hoher Blutdruck, Konzentrationsstörungen,
   nervöse Erschöpfung, Potenzstörungen 148
   Zu hohe Harnstoffwerte bei einer Dialyse-
   patientin 149
   Kreislaufstörungen, Kopf- und Magenschmerzen,
   Schlaflosigkeit 149
   Schuppenflechte 150
   Allergie 150
   Bronchitis 151
   Chronische Verstopfung 151
   Hoher Augendruck, Wetterfühligkeit 151

Vorzeitig nachlassende Lebenskraft 151
Häufige Erkältungskrankheiten 152
Nierenleiden 152
Fettsucht 152
Krebs im Anfangsstadium 153
Alterserscheinungen 153
Depressionen und Müdigkeit 154

Bezugsquelle für den Kombucha-Teepilzansatz . . . 156
Anmerkungen 157
Literatur 159

Über dieses Buch

Vorwort

Der Kombucha-Teepilz ist ein seit zweitausend Jahren in Ostasien verwendetes Naturheilmittel, das heute bei uns wiederentdeckt und mit großem Erfolg bei zahlreichen Krankheiten heilend und revitalisierend eingesetzt wird. Der Arzt Dr. Rudolf Sklenar erreichte mit Kombucha vielbeachtete Erfolge bei Krebs, Gicht, Blutzucker, Rheuma, Allergien, Fettsucht und bei einer Reihe typischer Zivilisationserkrankungen, wie Arterienverkalkung, Grippe, Erkältungen und vorzeitigem Nachlassen der Vitalität. Diese äußerst positiven Ergebnisse ließen sich inzwischen in vielfältigen Untersuchungen bestätigen. Bei Spitzensportlern hat man mit Kombucha Leistungssteigerungen um bis zu 60 Prozent nachgewiesen.

Dieses Buch beschreibt alles Wissenswerte über Kombucha, vor allem wie Sie das Teepilzgetränk selbst herstellen können. Es bietet außerdem wichtige Informationen über die Wirkungsweise des Kombucha-Teepilzes und über den spirituellen Hintergrund seiner ungewöhnlichen Heilwirkung. Darüber hinaus schildert es eine Fülle eindrucksvoller Beispiele, die den Heilerfolg des Kombucha-Teepilzes überzeugend belegen. So kann jeder Leser die geballte Kombucha-Vitalkraft auf einfache Weise für sich selbst nutzen, um seine Gesundheit wiederherzustellen und seine Lebenskraft bis ins hohe Alter voll zu erhalten.

Kapitel 1

Kombucha: ein Geschenk für den Präsidenten der USA

Es ist noch nicht viele Jahre her. Die Amtszeit des amerikanischen Präsidenten Ronald Reagan ging ihrem Ende entgegen. Da schreckten Pressemeldungen die Weltöffentlichkeit auf: Reagan hat Krebs. Untersuchungen, Diagnosen, Ratschläge, Kommentare, Prophezeiungen, Schlagzeilen widersprüchlichsten Inhalts lösten einander ab. Wie gefährlich war der Zustand des Präsidenten wirklich? Würde Reagan weiterregieren können? – Eine weit bescheidenere Notiz ging darin eher unter: Der an Krebs erkrankte Präsident habe aus Japan zu seiner Genesung ein seltenes Geschenk erhalten, nämlich ein Exemplar des japanischen Teepilzes Kombucha[1].

Reagan brachte seine Amtszeit erfolgreich zum Abschluß. Ein neuer Präsident nahm seine Arbeit auf. Gelegentlich sieht man Ronald Reagan im Fernsehen noch, wenngleich weit seltener als früher. Doch der alte Charmeur strahlt immer noch – oder wieder – seine ungebrochene Vitalität über den Bildschirm kontinentweit aus. Von Krebs, Alter, Nachlassen seiner Kräfte ist bei ihm keine Rede. Er scheint die unheimliche Krankheit überwunden zu haben. Das wäre unter Krebspatienten, die Kombucha trinken, kein Einzelfall.

Kapitel 2

Wie Dr. med. Rudolf Sklenar die geballte Heilkraft des Kombucha-Teepilzes wiederentdeckte

Viele berühmte Entdeckungen und Erfindungen in der Geschichte der Menschheit erlebten ihre Blütezeiten oftmals unabhängig voneinander in völlig verschiedenen Zeitaltern und Kulturen. Aber ebenso plötzlich, wie sie sich über den Erdball verbreiteten, verlosch für die Menschheit wichtiges Wissen oft über Nacht, geriet in Vergessenheit aus unerfindlichen Gründen. Manchmal, wenn wir Glück haben, gelingt es, vergessenes Wissen wiederzufinden. Irgendwo in der Welt entreißt ein Mensch ein Jahrtausende altes Geheimnis der Vergessenheit, ehe es unwiderruflich versinkt. Für den „göttlichen Teepilz" Kombucha, so wird er in Ostasien genannt, übernahm Dr. Rudolf Sklenar diese Aufgabe.

Dr. Sklenar wurde 1912 in Kallich/Komotau im Erzgebirge geboren. Er studierte in Prag Medizin. Während seines Studiums lernte er den Kombucha-Teepilz in einer Klosterschule irgendwo im Österreichischen kennen. Wie so oft waren Mönche die Hüter und Bewahrer wertvollen Wissens. Sie schenkten ihm eine Kombucha-Kultur. Rudolf Sklenar rettete sie als Truppenarzt über den Zweiten Weltkrieg hinweg.

Während seiner Militärzeit fand Sklenar den Teepilz auch bei russischen Bauern. Aus schwarzem Tee und Zucker stellten sie mit Hilfe des Kombucha-Teepilzes ein Gärgetränk her, das sie zum Durstlöschen, vor allem aber als bewährtes und überliefertes Heilmittel gegen alle möglichen Beschwerden und Krankheiten einsetzten. Wie bei vielen östlichen Völkern galt es auch bei der Landbevölkerung in der Sowjetunion als bewährtes Mittel, seine Arbeitskraft und Vitalität bis ins hohe Alter zu erhalten. Und mancher längst in die Jahre gekommene russische Bauer führte Erhalt und Gebrauch seiner Manneskraft im Gespräch verschmitzt lachend auf den täglichen Genuß von zwei, drei Bechern Kombucha zurück.

Für Dr. Sklenar entwickelte sich der Kombucha-Teepilz zur wichtigsten Begegnung seines Arztdaseins. Sie wurde sein Lebenswerk.

Aus dem Krieg zurückgekehrt, sammelte Dr. Sklenar dreißig Jahre lang in seiner Arztpraxis in Lich in Oberhessen Erfahrungen mit dem Kombucha-Heilgetränk. Seit den sechziger Jahren trat er mit seinen Beobachtungen und Forschungsergebnissen an die Öffentlichkeit. Er hielt Vorträge und veröffentlichte Abhandlungen in Fachzeitschriften, die zunehmend Beachtung und Echo auch in Fachkreisen fanden.

Auf einer seiner Vortragsreisen nach Norddeutschland verunglückte Dr. Sklenar 1978 bei einem Verkehrsunfall tödlich.

In seiner Praxis hatte er das Kombucha-Getränk vor allem gegen alle möglichen Stoffwechselerkrankungen, gegen Rheuma, Gicht, Magen- und Darmleiden, hohen Blutdruck, gegen erhöhte Blutfettwerte und bei Zuckerkrankheit mit großem Erfolg eingesetzt. Sein Hauptinteresse galt aber schon sehr früh der ganzheitlichen, biologischen Krebstherapie: ein Ansatz, der in den fünfziger Jahren einen Arzt schnell in Kontakt mit den Gerichten bringen konnte, wie das Beispiel des Dr. Issels damals zeigte. Heute bewegt sich der Kampf um „die richtigen" Krebstherapien in etwas gemäßigteren Bahnen. Aber endgültig ausgestanden ist er noch lange nicht.

Kapitel 3

Die ganzheitliche Krebstherapie des Dr. Sklenar

Dr. Rudolf Sklenar erkannte sehr früh, daß die klassische Krebstherapie der Schulmedizin mit Stahl und Strahl, also mit Operation und Bestrahlung, und die Chemotherapie nicht zur Lösung des Krebsproblems führen kann. Inzwischen teilen schon weite Kreise der Ärzte solche Skepsis. Aber sie sind in den eigenen Grenzen ihres streng naturwissenschaftlichen engen Krankheitsverständnisses gefangen, das sie an den Universitäten gelernt haben. Sie können aus diesem Denksystem nur sehr schwer ausbrechen. Doch es zeigt sich immer deutlicher, daß das Krankheitsverständnis der klassischen Schulmedizin nicht mehr ausreicht. Ein Umdenken ist dringend erforderlich. Und es bahnt sich an, wo immer man hinschaut. Wichtige Impulse gehen von dem gesamten Bereich der modernen Naturheilverfahren aus, wie sie inzwischen von immer mehr Ärzten, vor allem aber von Heilpraktikern angewandt werden. Die eigentliche Gesundheitsreform hat erst begonnen. Sie wird wesentlich wirksamer sein, als die Reformversuche der Politiker es waren.

Kapitel 4

Krebs: ein Problem der körpereigenen Abwehr

Dr. Sklenar sammelte ungefähr 30 Jahre lang Erfahrungen mit Kombucha. Während er zunächst die ungemein heilsame Wirkung des Kombucha-Teegetränks vor allem bei Stoffwechselstörungen erkannte, setzte er später Kombucha gezielt auch in der Krebstherapie in Verbindung mit Kolipräparaten ein. Sie bauten die gestörte Darmflora der Patienten wieder auf. Der Kombucha-Teepilz zeigte sich als äußerst wirkungsvoll durch seine entschlackenden, den Körper entgiftenden und antibiotischen Eigenschaften. Im jahrzehntelangen Umgang mit Kranken als praktischer Arzt stellte Dr. Sklenar etwas sehr Merkwürdiges fest: Er beobachtete nämlich, daß jeder chronischen Krankheit, auch der Krebserkrankung, bei seinen Patienten immer eine allgemeine Erkrankung des Körpers vorausging. Sie bestand vor allem in einer Störung wesentlicher Stoffwechselvorgänge. Ein zunehmendes Verschlakken des Körpers bildet nach seiner Auffassung die Voraussetzung, auf der sich jede chronische schwere Krankheit des Organismus, auch Krebs, entwickeln kann. Keiner seiner Krebspatienten hatte einen gesunden Darm.
Nun gilt in der Naturmedizin ein alter Satz: Der Tod sitzt im Darm. Die Angehörigen der Naturheilberufe wissen seit langem, daß die Bekämpfung unzählig vieler Krankheiten mit einer Sanierung der Darmbakterienflora einhergehen muß. Stimmt die Zusammensetzung der Darmflora nicht mehr, etwa weil lebenswichtige Bakterien ent-

artet oder nicht mehr vorhanden sind, so kann dies zu körperlichen Erkrankungen unterschiedlichster Art kommen, wie etwa zu Verdauungsstörungen, Problemen im Leber-Galle-Bereich, Migräne, schlechtem Mundgeruch, Magenbeschwerden, Rheuma, Asthma, Multipler Sklerose, Ekzemen und Krebs.

Kapitel 5

Die Darmbakterien: unentbehrliche Helfer für den Stoffwechsel und das Immunsystem

Die Darmflora besteht beim gesunden Menschen aus außerordentlich wichtigen Bakterienstämmen. Sie sind unentbehrliche Helfer für den Stoffwechsel. Vor allem braucht sie unser Körper, damit sein Immunsystem zur Abwehr von Krankheiten funktionieren kann. Eine gesunde Darmflora hat für den Menschen lebensnotwendige Aufgaben[2]. Sie nimmt für die Gesundheit des menschlichen Körpers den Rang eines Organs ein. Die Aufnahme der lebensnotwendigen Vitamine im Körper erfolgt hauptsächlich mit Hilfe der Bakterien des Dickdarms. Diese Bakterien sind sogar imstande, Vitamine aus der Vitamin-B-Gruppe selbst herzustellen. Stärke, Zellulose, pflanzliche Zellwände und Eiweiße kann der Körper nur mit Hilfe der Darmbakterien aufspalten, um die darin enthaltenen Fermente und Proteine zu erschließen. Gesunde Kolibakterien bilden im Darm proteinartige Stoffe, die Kolizine genannt werden. Sie wirken antibiotisch und verhindern, daß krankheitsauslösende Bakterien sich im Darm ausbreiten können.

In einem gesunden Darm leben die Bakterien in einer ausgeglichenen Lebensgemeinschaft. Ist ihr Gleichgewicht gestört, so kann der Stoffaustausch mit dem Organismus über die Darmschleimhaut nicht mehr erfolgen. Alle möglichen Krankheiten treten als Folge auf. Pilze verbreiten sich meistens dort, wo die gesunden Darmbakterien nicht mehr vorhanden sind. Das sind die verhängnisvollen Folgen der Behandlung mit Antibiotika, die ja nicht nur die krankmachenden Bakterien vernichtet, sondern all die lebensnotwendigen der Darmflora und der Schleimhäute gleich mit abtötet. Die meisten Ärzte denken nicht daran, diesen Schaden durch ein Neuansiedeln von Kolibakterien wieder zu beheben, die Darmflora gleichsam wieder aufzuforsten. Sie vertrauen auf die Selbstregulierungskraft des Organismus. Sie werde das Bakteriengleichgewicht schon wieder herstellen. Doch Untersuchungen zeigen, daß bei zahlreichen Patienten die Darmflora selbst Jahre nach Antibiotikabehandlungen noch immer gestört ist. Wie in der Natur, so lassen sich auch im Organismus des Menschen massive Eingriffe in das ökologische Gleichgewicht nur schwer ohne Hilfe von außen wieder beheben. Wenn man einen Wald abholzt, kann man nicht ohne weiteres darauf vertrauen, es werde schon von selbst der gleiche Wald wieder nachwachsen.

Schon bei einer leicht angegriffenen Darmflora treten massive Störungen im chemischen und biologischen Gleichgewicht des Körpers auf. Verschiebungen im Elektrolythaushalt sind die Folge. Antikörper gegen verschiedene Krankheitserreger und deren schädliche Stoffwechselprodukte können nicht mehr gebildet werden. Gesunde Darmbakterien bauen alle möglichen Giftstoffe ab, die die Leber nicht mehr bewältigen kann. 70 bis 80 Prozent aller Abwehrzellen liegen in der Darmwand. Um ihre Immunabwehraufgabe erfüllen zu können, brauchen sie die Zusammenarbeit mit einer gesunden Darmflora. Gesunde Kolibakterien des Dickdarms sind imstande, Vitamin K_2 herzustellen. Dieses Vitamin wirkt ungewöhnlich stark hemmend auf das Wachstum von Tumoren. Die moderne Krebsforschung interessiert sich deshalb intensiv für dieses Vitamin und die aus den Kolibakterien gewonnenen Wirkstoffe.

Es sieht nicht so aus, als ob die Wissenschaft so bald in der Lage sein wird, das Rätsel Krebs endgültig zu lösen. Krebs ist offenbar ein Geschehen, bei dem ganze Bündel von verschiedenen Ursachen zusammenwirken und zu einem Zusammenbrechen der Körperabwehr führen. Mit Sicherheit läßt sich sagen, daß bei der Krebsentstehung Umwelteinflüsse, vor allem Schadstoffe, eine entscheidende Rolle spielen. Krebs ist jedoch keine örtliche Störung einzelner Organe oder Bereiche des Körpers, sondern eine Erkrankung des ganzen Menschen. Mittlerweile stirbt bei uns jeder Vierte an Krebs. Wir können aber nicht abwarten, bis die Wissenschaft klare und unumstrittene Antworten über diese tückische Krankheit auf den Tisch legt. Wir können auch nicht tatenlos zuschauen, wie die Kranken Stahl, Strahl und der Chemiekeule ausgesetzt und dann mehr oder weniger hilflos sich selbst und ihrem zerstörten Körper überlassen bleiben. Aufbauhilfe tut not!

Kapitel 6

Die eigentlichen Krebsursachen liegen noch immer im dunkeln

Um zu begreifen, welche biologisch-ganzheitlichen Maßnahmen bei Krebserkrankungen sinnvoll sind, ist es notwendig, daß wir uns zunächst einmal einen Überblick verschaffen über die wichtigsten Erkenntnisse, die bisher im Umgang mit dieser Krankheit gewonnen werden konnten.

Die eigentlichen Ursachen für die Krebserkrankung liegen noch immer im dunkeln. Dennoch gibt es heute bereits zahlreiche und wichtige Forschungsergebnisse, die immer näher an die Lösung des Problems heranführen.

Schon der berühmte Arzt Virchow beobachtete, daß Krebsgeschwüre beim Menschen auffallend häufig dort auftraten, wo chronische Reize auf Zellen und Gewebe einwirken. Er entwickelte daher eine Reiztheorie der Geschwulstentstehung. Sie ließ sich später im Tierexperiment bestätigen. Indem man immer wieder über längere Zeiträume Kaninchenohren mit einer Teerlösung einpinselte, gelang es, echte Krebsgeschwüre zu erzeugen. Diese Reiztheorie kann einen großen Teil der Krebserkrankungen erklären, aber eben nicht alle. Die Umwelteinflüsse und die Arbeitsbedingungen mancher Berufsgruppen üben auf bestimmte Organe und Gewebe solche chronischen Reize aus. Sie führen besonders häufig zu berufsbedingten Krebserkrankungen. Hierher gehört beispielsweise der Hodenkrebs bei Schornsteinfegern, den man mit den im Ruß enthaltenen Teerprodukten in Zusammenhang bringt; ebenso der Lungenkrebs bei Menschen, die ständig mit giftigen Farben oder mit Asbestfasern umgehen. Chronische, die Krebsentstehung verursachende Reize wirken aber allgemein auf die Bewohner der modernen Industrieländer ein. Die zunehmende Luftverschmutzung durch Industrie- und Autoabgase spielt hier eine entscheidende Rolle. Die alarmierende Zunahme des Lungenkrebses bei Rauchern läßt keinen Zweifel mehr an der krebsfördernden Wirkung von Bestandteilen des Tabakrauchs. Unter starken Zigarettenrauchern kommt Lungenkrebs mindestens neunmal so häufig vor wie bei Nichtrauchern. Verbrennungsprodukte, mit denen unsere Atemluft zunehmend verseucht wird, lösen ebenso Krebs aus. In Gebieten mit starker Luftverunreinigung durch Industrie und durch Autoabgase liegt die Zahl der Lungenkrebserkrankungen deutlich höher als in rein ländlichen Gebieten. Nachgewiesen ist auch der Zusammenhang zwischen bestimmten Farb- und Konservierungsstoffen, die früher den Nahrungsmitteln zugefügt wurden, und der Entstehung von Krebs des Mundes, des Rachens, der Speiseröhre und des Magens. Besonders folgenschwer ist die Strahlengefährdung durch Atombombenversuche und durch Unfälle in Atomkraftwerken. Die hierbei freiwerdenden radioaktiven Stoffe verseuchen die ganze Erdatmosphäre. Über das Wasser und in bereits stärker angereicherten Mengen über die pflanzliche und tierische Nahrung nimmt sie der Mensch auf. Er speichert sie in seinem Körper. Die Konzentration erhöht sich nach und nach immer stärker, bis irgendwann die Dosis erreicht ist, die krebsauslösend wirkt. In Versuchen konnte man nachweisen, daß dieser Zeitpunkt bei jedem Lebewesen verschieden ist. Bei manchen treten schon bei geringer Reizstärke und -dauer Krebsgeschwülste auf. Bei anderen

wieder führten selbst größere Reizstärke und -dauer erst wesentlich später solche Krankheitserscheinungen herbei. Es gibt also eine individuelle Ansprechbarkeit gegenüber Krebs. Man spricht von Krebsdisposition.
Ähnlich wie krebserzeugende Teerprodukte können im Tierexperiment auch lebende Erreger Geschwulstbildungen auslösen. Es handelt sich dabei nicht um Infektionen, sondern um die Folgen chronischer Reizeinwirkungen. So erzeugte man durch Verfüttern einer bestimmten Sorte von Wurmlarven bei Ratten Magengeschwülste, die schließlich bösartig wurden.
Dennoch kann die Reiztheorie längst nicht jedes Krebsgeschehen erklären, so einleuchtend sie erscheint. Es gibt zahlreiche Krebsarten, bei denen keine äußere Reizeinwirkung erkennbar war. Offensichtlich kann auch seelischer Streß krebsauslösend wirken. Man hat beobachtet, daß Krebs besonders häufig in Zusammenhang mit schweren seelischen Krisen, etwa dem Verlust eines geliebten Menschen, auftritt. Andererseits entstehen in solchen Krisenzeiten auch andere Krankheiten gehäuft, weil die körpereigene Immunabwehr in akuten seelischen Krisen außerordentlich geschwächt ist. Und letztlich hat ja jede Krankheit eine stark wirksame psychische Seite, auch wenn uns dies nicht immer bewußt ist. Der Geist ist es, der sich den Körper schafft. Wo der Lebenswille eines Menschen gebrochen ist, genügt notfalls ein Schnupfen, um zum Tode zu führen. Doch das Gegenteil gilt ebenso: Menschen mit einem eisernen, unbeugsamen Willen zum Leben haben schon tödliche Krankheiten überwunden, obwohl der Zustand des Patienten den Ärzten als vollkommen hoffnungslos erschien.
Wir wissen heute, daß Krebs nicht ausschließlich eine moderne Zivilisationskrankheit ist. Krebs findet und fand

sich auch bei den Eingeborenenvölkern in Afrika. Selbst an ägyptischen Mumien und den Skeletten von Steinzeitmenschen hat man die Zeichen von Krebserkrankungen gefunden.

Ein Blick zurück in die Geschichte der Krebsforschung zeigt, daß schon verhältnismäßig früh zahlreiche Ärzte, Bakteriologen und Mikrobiologen unabhängig voneinander immer wieder winzige parasitenähnliche Mikroorganismen im Blut von Krebskranken entdeckten, die offenbar in Zusammenhang mit der Krebserkrankung standen. Schon 1899 fand Josef Koch parasitenähnliche Einschlüsse bei Krebskranken. Etwa ab 1900 finden sich immer wieder Berichte von Forschern, die ein Virus zumindest als mitverantwortlich beim Krebsgeschehen ansehen. 1920 entdeckte Enderlein einen Mikroorganismus, der offenbar zum Krebs führen kann. Er nannte ihn „Endobiont". 1926 spricht Tissot von parasitenähnlichen Krebselementen in amöbenähnlicher Form. 1935 fand Dr. Wilhelm von Brehmer Blutparasiten. Er nahm Zusammenhänge zwischen ihnen und einem Krebsvirus an. 1948 veröffentlichte Professor Franz Gerlach aus Wien eine Abhandlung über „Krebs und obligater Pilzparasitismus". 1951 trat die Mailänderin Lea Del Bo Rossi mit Fotografien kleinster Pilzformen bei Krebs an die Öffentlichkeit. Zu Anfang der siebziger Jahre schrieb Professor Gerhard Sauer vom Deutschen Krebsforschungsinstitut in Heidelberg einen Forschungsbericht „Viren als Mittäter, Krebsforschung auf neuen Wegen"[3]. Er berichtet darin, ihm und seinen Mitarbeitern sei der Nachweis gelungen, daß Viren an der Entstehung von Krebs beteiligt sind. In anderen Versuchen gelang es, mit Hilfe von Mikroorganismen bei Mäusen Tumore zu erzeugen. Auch verband man gesunde Ratten durch ihren Blutkreislauf mit krebskranken und konnte auf diese Weise Krebs übertragen. 1984 berichteten drei amerikanische Virologen Bishop, Vormus (San Francisco), Gallo (Bethesda/Maryland) und der Physiker Rosenberg (East Lansing/Michigan), daß es ihnen gelungen sei, bei Menschenaffen mit einem Virus Krebs auszulösen[4].

Gegen solche Versuche kann man mit Recht Bedenken haben. Dennoch sind ihre Ergebnisse sehr aufschlußreich. Und es besteht kein Grund, sie nicht zur Kenntnis zu nehmen.

Diese Liste von Forschungsberichten zur Virus-Theorie bei der Krebsentstehung ist längst nicht vollständig. Doch obwohl immer mehr Krebsforscher in der ganzen Welt Viren als am Krebsgeschehen beteiligt sehen, hat die Virus-Theorie bislang doch noch nicht ihren Durchbruch in der Schulmedizin erlebt. Vielleicht kann auch sie eben nur einen Teil des geheimnisumwitterten Krebsgeschehens erklären. Aber die Kranken können nicht warten, bis die Forschung eine Krebs-Theorie entwickelt, die alle Schattierungen dieser komplizierten Krankheit widerspruchsfrei erklärt. Die Kranken brauchen Hilfe – und zwar jetzt!

Kapitel 7

Je früher sich Krebs feststellen läßt, um so besser die Heilungschancen

Dr. Sklenar stand im Laufe seiner dreißigjährigen Praxis immer wieder vor der Frage, wie sich Krebs, vor allem in seinen Vorstadien, diagnostizieren läßt. Die Schulmedizin bietet hier nicht viele Hilfen. Sie kann die Diagnose erst zu einem Zeitpunkt stellen, der viel zu spät liegt. Das eigentliche Ausbrechen der Krankheit ist ja offenbar erst ihr Endstadium. Nach den Beobachtungen Dr. Sklenars und anderer Anhänger der Krebs-Virus-Theorie gehen dem akuten Ausbruch der Krebserkrankung aber lange Zeiträume chronischen Krankseins voraus. Wenn es gelingt, die Krankheit hier bereits aufzuspüren, sind die Chancen, sie erfolgreich zu bekämpfen, natürlich weitaus höher. Deshalb suchte Dr. Sklenar nach Außenseitermethoden zur Krebsdiagnose. Er gelangte dabei zu erstaunlichen Ergebnissen.

Kapitel 8

Die Irisdiagnose

In der Irisdiagnose fand Dr. Sklenar wertvolle Hilfen. Er beobachtete besonders die Veränderungen im Bereich der Iriskrause. Sie gelten als Hinweise für den Bereich des Darms, genauer gesagt: des Dickdarms. Bei Patienten mit Herderkrankungen, Stoffwechselstörungen, Krebs und unterschiedlichen Vorkrebsstadien zeigt die Iris Veränderungen in Form brauner bis schwarzer Ablagerungen. Häufig sieht man breite Pigmentkränze rings um die Iriskrause oder auch zigarrenförmige Gebilde, die von winzigen Körnerpigmenten umgeben sind. Dr. Sklenar erkannte, daß diese Anzeichen auf eine Allgemeinerkrankung des Körpers schließen lassen. Ihre Ursache läßt sich auf ein langjähriges Bestehen von Krankheitsherden zurückführen.

Die Irisdiagnose gibt wertvolle Anhaltspunkte. Doch leider läßt sie nur bei etwa 80 Prozent der Krebsfälle eine eindeutige Diagnose zu.

Kapitel 9

Die Blutbilddiagnose nach Dr. Sklenar

Um noch genauere Diagnosemöglichkeiten zu bekommen, entwickelte Dr. Sklenar eine Blutfärbemethode, mit deren Hilfe sich Krebs und Vorkrebserkrankungen zuverlässig und frühzeitig erkennen lassen. Er griff dabei auf wertvolle Vorarbeiten zurück, die Dr. Wilhelm von Brehmer 1935 veröffentlichte[5], entwickelte sie weiter und vereinfachte sie[6]. Mit Hilfe der Blutfärbemethode wird sichtbar, daß ein Blutparasit in Zusammenhang mit dem Krebs- und Vorkrebsgeschehen die roten Blutkörperchen des Patienten befällt. Er entwickelt sich in ihnen und zerstört sie schließlich.

Zu Beginn des Krankheitsgeschehens erkennt man im Blutbild nur vereinzelte Sporen und nur eine leichte Schädigung der roten Blutkörperchen. Im Vorkrebsstadium sind schon Jahre vor Auftreten eines Tumors körnerartige Veränderungen (Granula) und Stechapfelformen zu sehen. Im Verlauf der Erkrankung nimmt die Zahl der Stechapfelformen deutlich zu. Schließlich zeigen sich Bläschenbildungen in den roten Blutkörperchen. Bei fortschreitenden Krebsgeschwülsten sehen die roten Blutkörperchen innen wie ausgefressen aus. Zuletzt zeigen sich nur noch Ringformen (siehe Abbildung).

Kapitel 10

Kombucha in der Krebstherapie

Dr. Sklenar legte bei Beginn der Behandlung von Krebserkrankungen und ihren Vorstadien mit Recht immer wieder Wert darauf, daß chronische Entzündungsherde zunächst einmal beseitigt werden. Solche Krankheitsherde bilden sich häufig an den Wurzeln von Zähnen, deren Nerv tot ist. Auch chronisch vereiterte Mandeln, die Gallenblase und die Prostata können als krankheitsauslösende Störfaktoren wirken. Sie verursachen oft Rheuma und Herzkrankheiten. Aber sie wirken offenbar auch beim Entstehen und bei der Unterhaltung vieler anderer chronischer Krankheiten bis hin zum Krebs mit.
Die eigentliche ganzheitlich orientierte Therapie bei Krebserkrankungen und ihren Vorstadien konzentrierte Dr. Sklenar stark auf eine Heilung des Darms, der nach seinen Erfahrungen bei derartigen schweren chronischen Erkrankungen immer miterkrankt war. Die besten Heilerfolge erzielte er mit der Kombination von Kombucha mit dem Kolipräparat Mutaflor. Dieses Mittel siedelt gesunde Bakterienstämme neu im Darm an. Zusätzlich setzte er in der Therapie Colibiogen-Ampullen und Symbioflor II ein. Gelum oral-rd benutzte er, um das Gewebe des Patienten mit Sauerstoff anzureichern.
Kombucha wird als ein wesentlicher Bestandteil einer kombinierten Therapie bei Krebs und anderen chronischen Erkrankungen inzwischen von zahlreichen Ärzten und Heilpraktikern eingesetzt, zum Beispiel von dem Arzt und Biologen Dr. Reinhold Wiesner in Schwane-

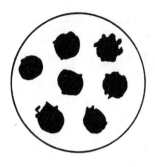

1. Stadium: körnerartige Veränderungen in den roten Blutkörperchen

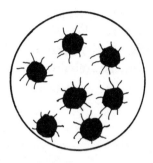

2. Stadium: Stechapfelformen

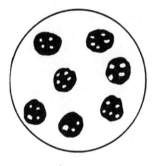

3. Stadium: Bläschenbildungen

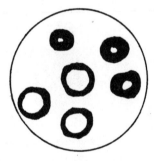

4. Stadium: Löcher und Ringformen

Abbildung: Veränderungen im Blutbild bei Krebs- und Vorkrebserkrankungen werden mit Hilfe der von Dr. Sklenar angewandten Blutfärbemethode sichtbar.

wede. Auch die an der Naturmedizin orientierte Krebsexpertin Dr. Veronika Carstens empfiehlt Kombucha in der Krebstherapie in Verbindung mit Vollwertkost, die milchsäurehaltige Nahrungsmittel enthält[7].

Kapitel 11

Der Weg des Kombucha-Teepilzes durch Jahrtausende und Kontinente

Es ist seltsam: Wenn man den Weg der Kombucha durch die Jahrtausende verfolgt, so stößt man auf mehrere vollkommen verschiedene Wurzeln in völlig verschiedenen Kulturgebieten. Und der Weg führt mitten hinein in die Welt der Sagen und Mythen der Völker. Immer schon haben die Menschen in ihren Sagen und Mythen solche Wahrheiten ausgedrückt, die ihnen besonders wichtig waren und die sich auf andere Weise nicht sagen ließen. Der Wunderpilz Kombucha muß ihnen also sehr viel bedeutet haben.

Die Sagen der Völker enthalten immer einen historisch wahren Kern. Da ist ein Ereignis tatsächlich geschehen, das wichtig genug erschien, den Mitmenschen und der Nachwelt überliefert zu werden. Um dieses tatsächliche Geschehen rankt die Sage dann allerlei ausschmückend erzählendes Beiwerk.

Nehmen wir zum Beispiel die bekannte Kyffhäuser-Sage. Ihr liegt die geschichtliche Tatsache zugrunde, daß der Kaiser Barbarossa 1190 auf seinem Kreuzzug beim Überqueren des südanatolischen Flusses Saleph ertrank. Tatsache ist weiter, daß Friedrich I. der populärste Herrscher des Mittelalters und eine ungewöhnliche Persönlichkeit mit starker Ausstrahlung gewesen ist. Tatsache ist schließlich, daß er ein unvollendetes Reich hinterließ. Das alles zusammen genügte, eine solche Fülle von Sagen über ihn entstehen zu lassen, wie sonst über kaum einen Herrscher der Weltgeschichte. Die bekannteste von ihnen gibt jenes Gedicht Friedrich Rückerts wieder, wonach Friedrich Barbarossa niemals gestorben ist, sondern in einem unterirdischen Schloß, im Berg verborgen, sich zum Schlafe hingesetzt hat und erst erwachen wird, wenn die Raben nicht mehr um den Berg fliegen. Raben sind in der Sprache der Träume und Mythen Schicksalsvögel. Diese Sage will also im Grunde nichts anderes ausdrücken als: Die Idee des Friedrich Barbarossa ist mit seinem körperlichen Tod nicht zu Ende. Sie lebt weiter. Und sie wird wieder erwachen, wenn die Zeit dafür gekommen ist. Sicher ist es kein Zufall, wenn die Historiker genau in dem Jahr, in dem sich der Tod Barbarossas zum 800. Male jährt und zugleich der deutsche Einigungsprozeß unerwartet in Gang kommt, verstärkt dem Werk dieses Mannes widmen und es von viel Geröllschutt, Mißbrauch und Falschverstandenem befreien[8].

Was das alles mit Kombucha zu tun hat? Nun, Kombucha hat sicher wenig politische Bedeutung. Und dennoch ist dieser unansehnliche Pilz den Menschen aus unterschiedlichen Kulturbereichen und Epochen so wichtig gewesen, daß sie in ihren Volkssagen über ihn berichteten und seine geheimnisumwitterte Herkunft zu klären versuchten. Allein um die Entstehung des Namens „Kombucha" ranken sich mehrere vollkommen verschiedene Erklärungen. Sie sind offensichtlich unabhängig voneinander zu verschiedenen Zeiten in verschiedenen Ländern und Kontinenten entstanden. Und alle Erklärungsversuche wurzeln mitten in den Mythen der Völker.

Im alten China, so berichtet die Sage, wurde der Teepilz als göttlicher Pilz verehrt, der den Weg zur Unsterblichkeit öffnet und zauberische Lebenskraft vermittelt. Schon vor 2000 Jahren, in der Zeit der Han-Dynastie, bereitete man aus dem Pilz ein Gärgetränk und setzte es als Heilmittel ein. Ungefähr 400 Jahre nach Christus gelangte der Teepilz auch nach Japan. Der koreanische Wanderarzt Kombu, so ist überliefert, wurde damals nach Japan gerufen. Es gelang ihm, den japanischen Kaiser Inkyo von einem chronischen Magenleiden zu befreien. Sein einziges Heilmittel soll dabei Tee gewesen sein. Seither nannte man dieses ungewöhnlich heilwirksame Getränk „Tscha des Kombu", den Tee des Arztes Kombu, oder kurz und bündig „Kombu-tscha".

Eine andere Erklärung für die Entstehung des Namens „Kombucha" überliefert der österreichische Missionar Hermann-Josef Weidinger, der mehrere Jahre lang auf der Insel Taiwan gelebt hat. Er berichtet: „Ich hatte bei den Eingeborenen öfters zu tun. Ich war sehr beeindruckt von einem Getränk, das mir aufgewartet wurde. Es schmeckte süß-säuerlich und rann bei dem heißen Klima prickelnd und stark erfrischend durch die Kehle. War es Wein wie köstlicher Tee? Oder ein eigenartiger Tee wie seltener Wein?"[9]

Auf seine Frage, was für ein Getränk das sei, das man ihm da angeboten habe, erhielt er die Antwort: „K'un-Puch'a." Ins Deutsche übersetzt bedeutet dieser Name: „Leben-das-aus-dem-Meer-stieg-Tee". In der Tat kommt ja, wenn man die Geschichte der Entwicklung zurückverfolgt, alles Leben aus dem Meer. In der Sprache der Mythen und Träume ist das Meer ein uraltes Symbol für den Ursprung des Lebendigen überhaupt, nicht des persönlichen Lebens. In seiner unabsehbaren Tiefe und Weite stellt es nach C. G. Jung das Kollektive Unbewußte dar, jenen Bereich, aus dem alle Völker der Erde ihre unerschöpfliche Kraft und das Wissen um die wichtigsten Dinge des Lebens schöpfen.

Aus dem Meer stammen die Ursprünge des Lebens, die winzigen einzelligen Wesen, von denen niemand ganz exakt sagen kann, ob sie noch tote Materie oder schon Leben sind. Welche gewaltigen Heilwirkungen solche nur unter dem Mikroskop sichtbaren Organismen haben können, wissen wir spätestens seit der Entdeckung des Schimmelpilzes Penicillin durch den Chemiker Alexander Fleming. Er entdeckte diese Heilwirkung gleichsam „aus Versehen", falls es ein solches Versehen gibt. Er hatte nämlich Reagenzgläser mit irgendwelchen Versuchsreihen angesetzt. Die Gläser waren nicht ganz sauber. Rückstände mit Schimmelpilzen befanden sich darin. Sie zerstörten seine Bakterienkulturen. Fleming erkannte diese Fähigkeit der Schimmelpilze, Bakterien zu töten, und er nutzte sie von diesem Zeitpunkt an ganz gezielt zu Heilzwecken, um mit ihrer Hilfe krankheitserregende Bakterien zu vernichten: Eine großartige Entdeckung, auch wenn sie inzwischen durch den Mißbrauch der zahllosen synthetisch hergestellten Antibiotika eine äußerst zweifelhafte Entwicklung genommen hat. Denn inzwischen wissen wir, daß Antibiotika eben nicht nur Krankheitserreger abtöten, sondern gleichzeitig auch die für ein gesundes Funktionieren unseres Körpers wichtigen Bakterien der Darmflora. So handeln wir uns durch das Bekämpfen einer vielleicht verhältnismäßig harmlosen Infektion womöglich eine Reihe anderer Krankheiten ein, deren Ursache im Darm liegt und oft nicht erkannt wird.

Es gibt noch eine dritte Erklärung für das Entstehen des Namens „Kombucha". In Japan und in China verwendete man ursprünglich schwarzen Tee, um das Teepilzgetränk herzustellen. Schwarzer Tee spielt ja in Asien wie auch in der Sowjetunion eine wichtige Rolle. Das Teetrinken ist dort eine Zeremonie, die überall im täglichen Le-

ben große Bedeutung hat, wo Menschen einander begegnen. In Rußland stand früher selbst in den Speisesälen der Bahnhöfe ein Samowar, in dem Tee für die Reisenden bereitet wurde. Sie waren ja oft mehrere Wochen unterwegs. Selbst im Zug führten die Reisenden oft eine kleine Teemaschine bei sich und setzten sie unterwegs in Gang. Ärmere Leute auf dem Lande konnten sich oft den teuren schwarzen Tee nicht leisten. So nutzten sie für ihr Getränk einen Tee-Ersatz, der aus Japan kam. Er wurde aus einer Braunalge hergestellt, die man „Combu" nannte. Die Japaner bereiten heute noch aus der getrockneten Combu nicht nur Tee, sondern sie verwenden sie auch zu Salaten und Gemüsen. Combu-Cha heißt also nichts anderes als Algentee.
Algen sind Lebewesen, die aus dem Meer stammen. So bestätigt sich im Grunde auf noch eine andere Weise die taiwanische Bezeichnung für Kombucha als „Leben-das-aus-dem-Meer-stieg-Tee". Der Kreis schließt sich.
Wir wissen heute, daß Algen wertvolle Nahrungsmittel sein können. Flechten, Algen und Pilze leben oft in enger Lebensgemeinschaft miteinander. Seit alten Zeiten nutzt man auch Flechten als Heilmittel. Beispielsweise sind Isländisches Moos, die Lungenflechte und das Steinleberkraut wichtige Helfer der Naturmedizin bei Krankheiten der Atemwege. Aus der Bartflechte werden abwehrsteigernde Mittel gegen Erkältungskrankheiten gewonnen. Einige Indianerstämme kochen die Steinblüte und waschen Wunden mit dem so gewonnenen Sud aus. Auch streuen sie ein fein zerstoßenes Pulver aus der Steinblüte auf die Wunden und beschleunigen auf diese Weise den Heilungsprozeß.[10]
Dies sind nur einige wenige Beispiele für die Heilwirkungen von Flechten, Pilzen und Algen. Viel Wissen auf die-

sem Gebiet ist mit der Ausrottung und Zivilisation der Naturvölker und durch die Entwicklung der modernen Pharmazie verlorengegangen. Erst heute erkennen wir, wie verhängnisvoll diese Entwicklung ist, und retten, was noch zu retten ist. Ein Prozeß des Umdenkens beginnt.

Kapitel 12

Kombucha ist nicht gleich Kombucha

Die Kombucha ist sich niemals gleich. Forscher in den verschiedensten Ländern haben den Teepilz analysiert. Sie fanden heraus, daß er aus einer Lebensgemeinschaft von Kleinstlebewesen besteht. Hefen sind darin enthalten. Sie wandeln den Zucker, den die Teenährlösung zunächst enthält, in geringfügige Mengen von Alkohol (etwa ¼ bis ½ Prozent) und in Kohlendioxyd um, das während des Gärungsprozesses in Bläschen aufsteigt und auch für den prickelnden Charakter des Kombuchagetränks verantwortlich ist. Die in Kombucha enthaltenen Bakterien setzen den Zucker aber auch in Zellulose um. Dadurch wächst der quallige Teepilz selbst in seiner Substanz. Darüber hinaus entstehen Essigsäure, Glukuronsäure und Milchsäure. Sie sorgen für den säuerlichen Geschmack, der oft als weinähnlich empfunden und beschrieben wird. Das Getränk enthält außerdem verschiedene wichtige Vitamine und Aromastoffe.
Je nachdem, in welchen geografischen Gegenden man den Teepilz untersucht hat, fand sich jeweils eine etwas andere Zusammensetzung. Auch der Geschmack der Kombucha ist von Land zu Land, selbst von Haus zu Haus verschieden, ähnlich wie der Wein eines jeden Anbaugebietes sich in seiner Beschaffenheit und in seinem Geschmack unterscheidet. Kombucha ist eben nicht gleich Kombucha. Überhaupt: Wir sollten nicht zu viel Gewicht auf die chemischen Analysen legen. Rosina Fasching weist mit Recht darauf hin, daß das Ganze mehr als die Summe seiner

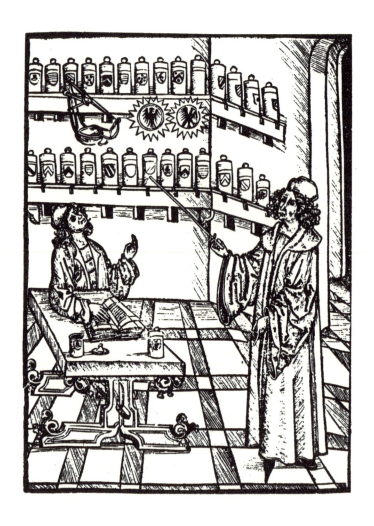

Abbildung: Blick in eine Apotheke zu einer Zeit, als man im westlichen Abendland Kombucha noch nicht kannte, längst aber in China und Japan. Aus dem Straßburger „Hortus Sanitatis" von 1495.

Teile ist[11]. Alle bisherigen chemischen Analysen konnten das letzte Geheimnis der geballten Heilkraft des Teepilzes nicht lüften. Wahrscheinlich wird dies auch niemals gelingen. Man hat die Bestandteile des menschlichen Körpers chemisch analysiert. Der weit überwiegende Teil unseres Körpers besteht aus Wasser, der Rest aus einer breit gestreuten Palette chemischer Elemente. Ihr Marktwert beträgt insgesamt 16,80 DM. Aber mit einer solchen Analyse ist nicht das Geheimnis des Menschen erklärt, nicht seine Persönlichkeit und nicht das, was er in seinem Leben bewirkt hat. Die chemische Analyse eignet sich nicht, den Wert eines Menschen zu bestimmen. Und ebensowenig vermag sie den hohen Gehalt der Kombucha an Lebensenergie wiederzugeben.

Wie die Kombucha sich auf ihrem Weg über Kontinente in ihrer Beschaffenheit und in ihrem Geschmack verändert, so wechselt sie auch ihren Namen. Aber nie ist ihr Name zufällig. Immer verrät er Typisches der Kombucha. Weil sie über China, Japan und die Sowjetunion zu uns kam, nennt man sie Wolgaqualle, Russische Qualle, Indischer Weinpilz, auch Gichtqualle, weil sie gut gegen Gicht hilft. Vornehmer schon klingen ihre wissenschaftlichen Namen: Fungus japonicus oder Fungo japon, Kombucha oder Pichia fermentans, Cembuya orientalis, Combuchu, Tschambucco. Das sind noch lange nicht alle ihre Namen. Der Teepilz heißt auch Mo-Gû, Tee-Kwass, Kwassan, Wolgameduse, Hongo, Hongo Haipao, Kocha Kinoko, Red Tea Fungus, Mandschurischer Pilz oder Champignon de longue vie, das bedeutet soviel wie „Pilz des langen Lebens". In den baltischen Staaten, in Livland und Kurland, nennt man ihn auch Olinka oder Prinum-Ssene, was sich mit „Wunderpilz" übersetzen läßt.

Im mitteleuropäischen Raum tauchte die Kombucha offenbar ungefähr zu Beginn dieses Jahrhunderts auf. Ich stütze mich hier vor allem auf Untersuchungen der Pharmakologischen Abteilung des Pharmazeutischen Instituts der Universität Bern. Jedenfalls finden sich wissenschaftliche Veröffentlichungen in deutscher Sprache erstmals im Jahre 1913. Sie beschreiben den Teepilz genau. Und sie berichten aus Mitau im Kurland, daß der Pilz dort in der Bevölkerung als Mittel gegen alle möglichen Krankheiten eingesetzt wird. Seeleute sollen ihn nach Mitau gebracht haben. Es bleibt jedoch unbekannt, woher sie den Pilz einführten. Zwei Jahre später erschien ein weiterer Bericht aus dem Baltikum. Danach hat man am Polytechnikum in Riga mehrmals Kulturen der Kombucha untersucht. Der Teepilz muß dort als bemerkenswert und untersuchungswürdig aufgefallen sein. Er war damals in der Bevölkerung von Livland und Kurland als Wunderpilz weit verbreitet und zwar eigenartigerweise ausschließlich bei den Letten, dagegen nicht bei den Litauern, Esten und Deutschen, die dort lebten.

In Rußland war der Teepilz offenbar schon viel früher als „Tee-Kwaß", „japanischer" oder „mandschurischer Pilz" verbreitet. Wissenschaftler aus dem damaligen Petersburg hatten aus den unterschiedlichsten Gegenden Rußlands, bis hin zum Kaukasus, viele unterschiedliche Exemplare gesammelt. Sie legten von den darin enthaltenen Kleinstlebewesen Kulturen an und versuchten auf diese Weise, dem Geheimnis der Kombucha auf die Spur zu kommen.

Aus Polen finden sich um die Zeit des Ersten Weltkrieges Berichte über die Kombucha. Ein polnischer Apotheker stellte beispielsweise aus einem russischen Hausmittel, das als geheimer Tip galt, ein zuverlässig wirkendes Abführgetränk her. Es handelte sich dabei eindeutig um Kombucha. Ein anderer Apotheker berichtet von einer Pilzkultur, die er

von russischen Kriegsgefangenen bekommen hat. Daraus könne man einen ausgezeichneten Speiseessig gewinnen, der damals als Kostbarkeit galt. Bei kürzerer Gärdauer könne man mit Hilfe des Pilzes auch ein wohlschmeckendes Getränk selbst herstellen. Notzeiten beflügeln die Fantasie seit eh und je. Und überhaupt waren damals Eigeninitiative und Erfindungsgeist bei Apothekern noch hoch gefragt, während heute der Verkauf des ungeheuer stark spezialisierten industriellen Arzneimittelangebots im Vordergrund steht.
Ein Wissenschaftler aus Prag, Dr. Siegwart Hermann, erhielt schon 1914 eine Kombucha-Kultur geschenkt. Aber er hatte Bedenken gegen dieses Heilmittel aus dem Volk und ließ den Pilz zunächst eingehen. Jahre später begegnete er der Kombucha erneut. Und wie das oft geschieht – bei dieser erneuten Begegnung zündete der Funke: Dr. Hermann begann, sich sorgfältig mit dem Teepilz zu beschäftigen. Bald stellte er Forschungsergebnisse vor.
Schon wenige Jahre nach dem Ersten Weltkrieg breitet sich der Teepilz in Dänemark als „Wolgaqualle" oder „Gichtqualle" aus. Wahrscheinlich sind es wieder die Seefahrer, die ihn nach Jütland und nach Kopenhagen brachten. Weil der Pilz tatsächlich gewisse Ähnlichkeit mit einer Qualle hat und sich ebenso fest und lederig anfühlt, glaubte der dänische Botaniker Jens Lind, daß die Kombucha in den Flüssen Rußlands lebt. Er meinte, dort würden sie die Bauern fangen und sie als offenbar sehr erfolgreiches Hausmittel gegen zahlreiche Krankheiten einsetzen.
Ungefähr zur gleichen Zeit trank man auch in Königsberg schon in weiten Kreisen Tee aus Kombucha. Man hatte den Pilz entweder von russischen Kriegsgefangenen oder von aus der Gefangenschaft heimkehrenden deutschen Soldaten bekommen.

Bald fand man die Kombucha auch in Danzig und in Stettin. Von da aus gelangte sie nach Sachsen, wo sie vor allem in den Städten Halle, Merseburg und Quedlinburg auf breiter Basis von der Bevölkerung angenommen wurde.
Um 1927 findet sich die Kombucha als „Indischer" oder „Chinesischer Pilz" bereits in den Industriestädten des Ruhrgebietes als bewährtes Hausmittel weit verbreitet. Nur wenig später trinkt fast ganz Hamburg Kombucha. In den Klöstern in Böhmen und Mähren soll der Teepilz schon viele Jahre früher gezüchtet worden sein. Aber die Mönche hüteten ihn, wie ihr gesamtes unschätzbar wertvolles esoterisches Wissen durch die Jahrhunderte, als streng geheim.
Auch weiter im Süden, in der Bukowina, in Ungarn und Jugoslawien, taucht der Teepilz in den Jahren nach dem Ersten Weltkrieg auf. Überall entwickelte er sich zu einem umsatzstarken Handelsartikel. Die ersten Apotheker stellten ihn dauerhaft haltbar getrocknet her und verkauften ihn unter dem Namen „Mo-Gû" und „Fungojapon". Ende der zwanziger Jahre bringt eine Prager Firma ein Extrakt „Kombuchal" auf den Markt.
In der Zeit um den Zweiten Weltkrieg wird es still um den Pilz. Europa hat andere Sorgen. Und die Zutaten für die Herstellung des Kombucha-Getränks, schwarzer Tee und Zucker, beginnen knapp zu werden.
Doch nach dem Krieg nimmt der Teepilz seinen erfolgreichen Weg durch Westeuropa wieder auf, vor allem durch Italien, Frankreich und Spanien. In den fünfziger Jahren wird Kombucha zum bevorzugten Getränk der italienischen Schickeria. In Deutschland ist es in dieser Zeit merkwürdig still um den Pilz. Erst in jüngster Zeit finden sich bei uns wieder ein paar wissenschaftliche Fachbeiträ-

ge aus den Reihen von Ärzten und Heilpraktikern, die Naturheilverfahren anwenden. Auch die Medien werden munter. Hier und da beschäftigen sich inzwischen Fernsehen und Tagespresse mit dem Heilpilz. Alles deutet darauf hin, daß man allmählich auch bei uns erkennt, welchen wertvollen Beitrag zur Erhaltung unserer Gesundheit er leisten kann.

Kapitel 13

Wie wirkt Kombucha?

Trotz zahlreicher wissenschaftlicher Untersuchungen und Analysen ist bis heute weder die Zusammensetzung noch die Wirkungsweise der Kombucha restlos geklärt. Der Teepilz wirkt als ein ganzer, lebendiger Organismus. Es führt letztlich zu nichts, wenn man ihn in seine Einzelteile zerlegt, womöglich einzelne Wirkstoffe daraus gewinnt und sie hilfsbedürftigen Menschen verabreicht.
Wozu auch? Wer an der biologischen Kraft der Kombucha interessiert ist, kann doch mit verhältnismäßig geringem Aufwand den ganzen Pilz für sich arbeiten lassen und sein Produkt, das Teegetränk, trinken. Was den einfachen Landbewohnern zwischen China, über Rußland, bis in die baltischen Länder mühelos möglich war, müßte eigentlich auch für uns Zentraleuropäer des ausklingenden 20. Jahrhunderts zumutbar sein. Wir haben uns daran gewöhnt, immer auf lückenlose wissenschaftliche Beweise zu warten. Als ob es sie je gäbe! In den wichtigen Fragen unseres Lebens müssen wir selbst entscheiden, unserer Intuition vertrauen. Sie weiß besser als unser Verstand, was für uns richtig ist und was nicht. Wenn wir auf lückenlos überzeugende wissenschaftliche Gutachten warten, kann das lange dauern. Denn ihre Ergebnisse sind oft widersprüchlich. Sie sagen an einem Tag mit dem Brustton der Überzeugung, Butter sei schädlich. Und am nächsten Tag verdammen sie die Margarine.
Lassen Sie uns dennoch einen Blick werfen auf die Einzelteile, die in der Kombucha stecken, selbst wenn wir damit

dem Geheimnis des „Göttlichen Tsche" nicht endgültig auf die Spur kommen werden.
Während des Gärungsprozesses der Kombucha entstehen zahlreiche neue Inhalts- und Wirkstoffe, die vorher nicht in dem Pilz und nicht in dem Teeaufguß vorhanden waren, mit dem man das Getränk ansetzt. Ein wichtiger Bestandteil ist die Glukonsäure. Sie ist ein Produkt aus dem Traubenzucker.
Der Forscher Dr. Siegwart Hermann, von dem bereits die Rede war, begann Mitte der zwanziger Jahre an der Universität Prag die bisher umfangreichsten wissenschaftlichen Untersuchungen mit der Kombucha. Er entdeckte darin neben den bereits bekannten Essigsäurebakterien zwei weitere ihm bis dahin nicht bekannte Typen. Hermann fand weiter heraus, daß die von dem Teepilz gebildeten Glukonsäuren die Fähigkeit der bisher bekannten Essigsäurebakterien, Glukonsäure zu bilden, bei weitem überstiegen. Außer Glukonsäure, Milchsäure, Essigsäure und verschiedenen Vitaminen, vor allem aus der Gruppe der B-Vitamine, enthält das Kombucha-Getränk eine Fülle unterschiedlicher Hefepilze und geringfügige Mengen an Alkohol (bis zu ½ Prozent). Einigkeit besteht unter den Forschern, die sich mit der Wirkung und Zusammensetzung von Kombucha auseinandergesetzt haben, daß es die Glukonsäure ist, die eine enorme Entgiftung des ganzen Körpers bewirkt. Manche Analytiker schreiben die starke Wirksamkeit aber vor allem den Vitaminen und Fermenten zu, die in dem Gärgetränk enthalten sind.
Die drei französischen Immunologen J.-M. und M. Bastide und El.-H. Hadibl haben sich vor allem auf die in Kombucha enthaltenen Hefezellen konzentriert und umfassende Forschungsergebnisse hierzu vorgelegt. Danach wird eine kräftigende und stützende Wirkung für das ge-

samte Immunsystem des Organismus durch den Einfluß dieser Hefezellen eindeutig bestätigt[12]. Nicht umsonst bezeichnen Experten Kombucha als ausgesprochenen Virenkiller.

In der Zeitschrift "Ärztliche Praxis" erschien 1981 in der Ausgabe Nr. 24 ein Beitrag unter dem hoffnungsweckenden Titel "Glucuronsäure macht Krebskranken Mut". Verfasser ist der Arzt Dr. Valentin Köhler. Er hatte mit Glucuronsäure bei Krebskranken bemerkenswert gute Heilerfolge erzielt, und zwar selbst dann, wenn sich die Krankheit schon in fortgeschrittenem Stadium befand. Die Glucuronsäure bewirkt im Organismus eine grundlegende Entgiftung. Sie verbindet sich eng mit den Abbauprodukten des Stoffwechsels, auch mit körperfremden Giftstoffen. Auf diese Weise befreit sie den Organismus von der schädlichen Wirkung dieser Giftstoffe. Die Glucuronsäure als ein entscheidender Wirkstoff der Kombucha ist aber auch noch in anderer Weise wichtig für den menschlichen Körper: Nämlich als gebundener Baustein von wichtigen Polysacchariden, wie der Hyaluronsäure, dem Chondroitinsulfat und dem Mukoitinsulfat. Dabei handelt es sich um Grundsubstanzen des Bindegewebes, der Knorpel, um Bausteine der Magenschleimhaut und des Glaskörpers im Auge. Sie sind vor allem für die Gesundheit des Bindegewebes und der Knorpelsubstanz im Körper von Bedeutung. Glucuronsäure wird auch für die Bildung von Heparin benötigt. Das ist ein aus der Leber stammender Stoff, der die Blutgerinnung verzögert.

Interessant sind die Untersuchungen Dr. Köhlers mit der Glucuronsäure übrigens nicht nur für die Gesundheit des Menschen. Heilerfolge zeigten sich ebenfalls bei der Behandlung kranker Bäume. Aus diesem Grunde wurden an der Universität München auf breiter Basis Tests mit einem entsprechend aufbereiteten Gießwasser durchgeführt, um Lösungen gegen das Problem des Baumsterbens zu entwickeln[13].

Die stark antibiotische Wirkung der Kombucha erklärt man sich auch durch die darin enthaltene rechtsdrehende Milchsäure. Sie hat große Bedeutung für eine gesunde Darmflora, weil sie die Ausbreitung von Darmfäulnisbakterien unterdrückt und im Körper jenes für den gesunden Stoffwechsel günstige leicht saure Klima aufrechterhält oder es wiederherstellt, wo es gestört ist. Dr. Johannes Kuhl hat immer wieder auf die enorme Bedeutung der rechtsdrehenden Milchsäure gerade bei der Krebsbekämpfung hingewiesen[14].

Kapitel 14

Gegen welche Krankheiten Kombucha hilft

Außer der Entgiftung und Entschlackung des Körpers bewirkt Kombucha eine auffallende Belebung des gesamten Drüsensystems. Das Teegetränk wird daher vielfach stützend und begleitend zu jeder Therapie eingesetzt, nicht nur in der ganzheitlichen Krebstherapie. Das Behandlungsspektrum für Kombucha ist überraschend breit. Die in dem Getränk enthaltenen Mikroorganismen führen schädliche Ablagerungen, wie Harnsäure und Cholesterin, in leicht lösliche Formen über und beseitigen sie auf diese Weise. Daher empfiehlt sich Kombucha vor allem bei Stoffwechselerkrankungen, wie Gicht und Rheumatismus, bei Hämmorrhidalleiden, aber ebenso bei frühzeitiger Arterienverkalkung und deren Begleiterscheinungen, bei Konzentrationsschwäche und körperlicher oder geistiger Ermüdung, bei Potenzschwäche, in der Rekonvaleszenz und zur Hebung des Allgemeinbefindens. Kombucha regt die Darmtätigkeit an und wirkt deshalb günstig bei chronischer oder akuter Verstopfung, bei Fettleibigkeit und Völlegefühl. Durch die Aktivierung des Stoffwechsels im Körper wird übermäßiger Fettansatz verhindert oder beseitigt. Empfohlen wird Kombucha auch bei Furunkulose, bei hohem Blutdruck, Nervosität, bei Alterserscheinungen allgemein, bei Asthma und Nierenleiden[15]. Die Leistungsfähigkeit des Körpers erhöht sich insgesamt eindrucksvoll – und zwar nicht nur bei Sportlern, sondern ebenso bei geistig angestrengt Arbeitenden.

Als ausgesprochener „Virenkiller" wirkt das Kombucha-Getränk bei Grippe und bei allen Erkältungskrankheiten, da es die Abwehrsituation des Körpers deutlich stärkt. Günstige Wirkungen lassen sich auch bei Allergien beobachten. Da Kombucha schädliche Milchsäureablagerungen im Muskel- und Bindegewebe abbaut, wird das Auftreten von Muskelkater selbst nach ungewohnten körperlichen Anstrengungen verhindert. Kopfschmerzen lassen sich durch regelmäßige Anwendung von Kombucha beheben, wenn sie auf Muskelverspannungen zurückzuführen sind. Durch den Abbau der Milchsäureeinlagerungen lösen sich die Muskelverspannungen. Oft sind Kopfschmerzen aber auch auf eine chronische Anreicherung des Körpers mit Giftstoffen aus Medikamenten, der Nahrung oder der Umwelt zurückzuführen. Hier lassen sich mit der Anwendung von Kombucha ebenfalls eindrucksvolle Erfolge erreichen.
Ganz allgemein tritt durch regelmäßiges Trinken von Kombucha über einen längeren Zeitraum eine verjüngende Wirkung ein. Ältere Menschen berichten, daß sich ihre Haut straffte, graues Haar wieder nachdunkelte und sie sich insgesamt wesentlich vitaler und gesünder fühlten[16].
Zu stark fettendes Haar wurde innerhalb weniger Monate trockener, elastischer und wirkte voller. Die Haarbeschaffenheit spiegelt ja oft den Gesundheitszustand wider – nicht nur bei Menschen; kranke Tiere erkennt man an ihrem Fell. Selbst die Zähne bleiben besser erhalten. Denn wenn sich der pH-Wert des Blutes positiv verändert, wirkt sich das auch auf die Säure-Beschaffenheit des Speichels aus: er schützt besser vor Karies.
Die hier aufgezählten, durch Kombucha günstig zu beeinflussenden Krankheitsbilder sind längst nicht vollständig. Gegenwärtig läßt sich nicht einmal genau sagen, ob

die ganze Bandbreite an Möglichkeiten, Krankheiten durch Kombucha zu heilen, überhaupt schon annähernd ausgeschöpft ist. Manche Chance blieb bislang ungenutzt, weil noch niemand sie erprobt hat.

Kapitel 15

Kombucha auf dem Prüfstand: Versuche über die cholesterinsenkende Wirkung des Teepilzgetränks

Ende der zwanziger Jahre testete ein Prager Forscherteam unter Leitung von Dr. Siegwart Hermann Kombucha in Tierversuchen. Vorab bemerkt: Solche Versuche würde man heute mit Sicherheit nicht mehr durchführen. Damals gehörten sie zum selbstverständlichen Alltag jedes Forschers auf dem Gebiet der Medizin, Pharmazie und Biologie. In jedem Falle sind die Ergebnisse für uns nach wie vor hochinteressant.

Monatelang untersuchte Dr. Hermann mit seinem Team Katzen, denen man Vigantol in hohen Dosierungen gegeben hatte. Vigantol wird aus Ergosterin hergestellt, aus einer Vorstufe von Vitamin D_2. Es hat eine ähnliche Beschaffenheit wie Cholesterin. Seine Eigenschaften ähneln dem körpereigenen Hormon Adrenalin, das die Nebennieren herstellen. Es wird bei Streß ausgeschüttet und treibt den Blutdruck und den Cholesterinspiegel des Blutes in die Höhe. Man kann also durch hohe Gaben von Vigantol eine Arteriosklerose, die sogenannte Verkalkung der Blutgefäße, künstlich herbeiführen. Normalerweise treten solche Verkalkungserscheinungen erst in höherem Lebensalter auf. Aber bei Zusammenwirken mehrerer Risikofaktoren, wie beispielsweise Streß, Bewegungsarmut und cholesterinhaltige Nahrungszufuhr, können sie auch schon bei jüngeren Menschen zu Herzinfarkten und Schlaganfällen führen.

Bei allen Versuchstieren, die Vigantol bekommen hatten, stieg der Cholesterinspiegel im Blut stark an; bei einem Tier sogar bis zum Dreizehnfachen des normalen Wertes. Gab man den Tieren jedoch mit dem Vigantol gleichzeitig Kombucha, so blieb der Cholesterinwert normal, oder er erhöhte sich nur geringfügig. Dr. Hermann kam sogar zu dem Ergebnis, daß eine normalerweise tödliche Dosis Vigantol von Katzen problemlos vertragen wurde, wenn sie gleichzeitig Kombucha erhielten. Kombucha ist nach den Berichten der Prager Forschergruppe in der Lage, bei Katzen erhöhte Cholesterinwerte auf das Normalmaß zurückzuführen und eine Erhöhung des Blutcholesteringehalts zu verhindern[17].

Zwar kann man die Ergebnisse solcher Tierversuche durchaus nicht immer auf den Menschen übertragen. Aber nichts spräche dagegen, das Diät-Lebensmittel Kombucha einmal in einer exakten Versuchsreihe auf seine Fähigkeit zur Senkung erhöhter Blutfettwerte bei Menschen zu überprüfen. Denn immerhin ist Kombucha frei von jeglichen schädlichen Nebenwirkungen, was man von den ärztlich verordneten Lipidsenkern nicht gerade sagen kann.

Kapitel 16

Kombucha löst Blasensteine auf

Die Frage „Kombucha und die Blutfettwerte" blieb nicht die einzige, der Dr. Hermann auf die Spur kam. Im Reagenzglasversuch stellte er fest, daß sich Nieren- bzw. Blasensteine, die aus Phosphaten bestehen, durch ein Kombucha-Extrakt auflösen lassen – und zwar bei leichtem Erwärmen innerhalb von wenigen Tagen. Solche Phosphatsteine bilden sich häufig bei Menschen, die sich zu stark alkalisch ernähren. Andere Bestandteile von Blasensteinen lösten sich in der Kombucha-Glukonsäure jedoch nicht. Teilweise zerfielen sie immerhin. Wenn es gelingt, sie in der Blase oder sogar in den Nieren zum Zerfallen zu bringen, kann sie der Körper leicht ausscheiden. Um diese Möglichkeit exakt zu erkunden, unternahm Dr. Hermann einen weiteren Tierversuch mit Kaninchen. Er und sein Team brachten auf operativem Wege säurelösliche Phosphatsteine in die Harnblase männlicher Kaninchen. Die Tiere erhielten dann mehrere Wochen lang täglich zwei- bis dreimal ein Kombucha-Extrakt. Ganz allmählich verkleinerten sich die Phosphatsteine. Im Harn ließ sich eine erhöhte Kalk- und Phosphorsäureausscheidung feststellen. Schließlich gingen die Reste der fast vollständig aufgelösten Steine durch die Harnröhre ab.
Ob sich solche Ergebnisse auch bei Menschen mit Phosphatblasensteinen erreichen lassen, steht bis heute nicht fest. Hierzu liegen keine Veröffentlichungen vor.

Kapitel 17

Kombucha wirkt antibiotisch

In der Sowjetunion hat man Kombucha seit Beginn dieses Jahrhunderts immer wieder auf seine Wirksamkeit bei allen möglichen Krankheiten hin in wissenschaftlichen Versuchen getestet, aber auch in der klinischen Anwendung erprobt. Im Vordergrund stand dabei die Frage, ob Kombucha keimtötende, antibiotische Wirkung hat. Aber die Untersuchungen zeigten auch in ganz anderen Richtungen überraschende Erfolge. Schauen wir uns eine Auswahl der Ergebnisse einmal näher an[18].
Moskauer Forscher fanden in Tierversuchen mit Mäusen heraus, daß Kombucha das körpereigene Immunsystem anregt und den Organismus befähigt, besser mit krankheitserregenden Bakterien fertigzuwerden. Gab man den Tieren 24 Stunden vor einer Bakterieninfektion Kombucha, so überlebten 80 Prozent mehr Tiere diese Infektion als bei einer Kontrollgruppe, die kein Kombucha erhielt.
An der Moskauer Universitäts-Kinderklinik behandelten Ärzte eine Gruppe von zwei- bis dreijährigen Kindern ausschließlich mit einem acht Tage alten Abguß des Kombucha-Teepilzes. Die Kinder litten unter schweren Entzündungen der Mundschleimhaut. Sie erhielten Kombucha zum Trinken und zu Mundspülungen. Diese Behandlung führte schon nach fünf Tagen zu einer vollkommenen Heilung der Mundschleimhaut.
In Omsk behandelte man Säuglinge, die unter Bakterien-Ruhr (Dysenterie) litten, ausschließlich mit Kombucha. Der heftige Durchfall ging daraufhin schon nach wenigen

Tagen zurück. Die Kinder bekamen wieder Appetit und nahmen an Gewicht zu. Nach einer Behandlungsdauer von einer Woche ließen sich im Stuhl keine Ruhrbakterien mehr feststellen.

Ebenfalls in Omsk behandelten die Ärzte Patienten, die unter eitriger Mandelentzündung litten, mit Kombucha. Die Kranken spülten den Mund bis zu zehnmal pro Tag mit Kombucha. Sie gurgelten außerdem mit der Teelösung und behielten sie zehn bis fünfzehn Minuten lang im Mund. Die Mandelentzündung klang schnell ab. Zugleich heilten auch alte chronische Nasennebenhöhlenentzündungen und Darmerkrankungen aus.

Am Staatlichen Medizinischen Institut in Kazan in der Sowjetunion konnten Forscher im Tierversuch nachweisen, daß Hornhautentzündungen bei Kaninchen durch Behandlung mit Kombucha-Tropfen ausheilten. Den gleichen Erfolg erreichte man bei Patienten mit Bindehautentzündung.

Kapitel 18

Die Wirkung von Kombucha bei anderen Krankheiten

In der Klinik in Omsk gab man Patienten, die unter Bluthochdruck und Arterienverkalkung litten, Kombucha zu trinken. Schon nach zwei bis drei Wochen klangen die Beschwerden der Patienten ab. Die Cholesterinwerte im Blut sanken deutlich.

In anderen Versuchen ließ sich nachweisen, daß Kombucha die Funktion der Hirnanhangdrüse (Hypophyse) und der Nebennierenrinde anregt.

Mit der Wirkung von Kombucha bei Krebserkrankungen befaßten sich mehrere wissenschaftliche Untersuchungen, vor allem in der Schweiz. Sie fanden die überaus positiven Ergebnisse von Dr. Rudolf Sklenar nicht bestätigt. Dagegen kam der Arzt und Biologe Dr. Reinhold Wiesner aus Schwanewede in einer Untersuchung aus dem Jahre 1987 zu dem Ergebnis, daß Kombucha bei der Krebsbekämpfung fast in gleicher Weise wirksam ist wie das Virustatikum Helveferon[19]. Hier mag entscheidend sein, in welchem Stadium der Erkrankung mit der Kombucha-Therapie begonnen wurde. Denkbar ist auch, daß Kombucha allein angewandt so schwere chronische Erkrankungen des gesamten Organismus, wie sie bei Krebsleiden vorliegen, nicht immer ausheilen kann. Dr. Sklenar setzte eine kombinierte Therapie ein, bei der er großen Wert auf eine Sanierung der Darmflora legte. Auch andere bekannte und erfolgreiche Krebsexperten wie Dr. Johannes Kuhl und Dr. Veronika Carstens forderten und praktizierten immer wieder eine ganzheitliche Krebstherapie. Grundlagenforschung wäre auf diesem Gebiet dringend notwendig. Nach dem augenblicklichen Kenntnisstand gibt es keinen Grund, Kombucha als alleiniges Wundermittel in der Krebsbekämpfung anzusehen. Aber ebensowenig besteht Veranlassung, Kombucha als nicht gegen Krebs wirksam abzutun. Günstig für eine ganzheitlich-stützende Behandlung dürften eine gründliche Darmsanierung und die Herstellung eines leicht sauren Klimas im Organismus sein. Sie läßt sich durch eine milchsäurehaltige Kost, etwa durch Naturjoghurt, vor allem aber durch regelmäßiges Trinken von Kombucha herstellen[20].

Kapitel 19

Kombucha im Vergleichstest mit dem immunstärkenden Mittel Interferon

Der Arzt und Biologe Dr. Reinhold Wiesner aus Schwanewede bei Bremen hat 1987 zur Wirkung von Kombucha eine äußerst interessante Studie vorgelegt. In einem Test an 246 Patienten vergleicht er die Wirkung des biologischen Lebensmittels Kombucha mit einem Interferon-Präparat. Interferon ist eine bei Infektionen wirksame Substanz der körpereigenen Abwehr. Sie gilt auch als Hoffnungsträger in der Krebstherapie und ist bereits klinisch umfassend erprobt. Dr. Wiesner benutzte bei seinem Wirkungsvergleich den von ihm entwickelten Bioresonatorentest[21]. Bei diesem Verfahren entnimmt er dem Patienten zwei Milliliter Blut und mißt dann den Energiefluß zwischen dem Blut und der für die Behandlung in Frage kommenden Arznei. Wiesner geht davon aus, daß Krankheiten stets einen Energiemangel im Körper bewirken. Dieser Mangel kann durch Zuführen der geeigneten Medikamente, Mineralstoffe, Vitamine oder biologischer Lebensmittel meßbar behoben werden. Im Verlauf der Therapie zeigt sich nämlich bei Kontrollmessungen nach mehreren Wochen, daß der Energiebedarf des Körpers deutlich niedriger geworden ist: Der Patient befindet sich auf dem Weg zur Heilung.
Vergleichbare Meßmethoden werden in den modernen Naturheilverfahren inzwischen schon öfters angewandt. Sie benötigen keine Blutentnahmen und bringen das für die Heilung in Frage kommende Medikament in einen

hochempfindlichen Stromkreis ein. Aus der östlichen Akupunkturlehre kennt man genau die Punkte am menschlichen Körper, die den Energiebedarf einzelner Organe oder Organkreise zeigen. Bringt man ein für die Heilung geeignetes Medikament in den Stromkreis, so zeigt sich augenblicklich eine Senkung des Energiebedarfs: Dieses so ausgetestete Medikament wird dann für die Heilung eingesetzt.

Dr. Wiesner untersuchte im Bioresonatorentest Patienten, die an Multipler Sklerose, an Rheuma, Leberentzündung, Asthma, Nierenerkrankungen und an Krebs litten. Er stellte dabei fest, daß Kombucha bei praktisch allen von ihm untersuchten Erkrankungen dicht an die Wirkung des Interferon-Präparats heranreichte. Bei Asthma übertraf Kombucha sogar die heilungsfördernde Kraft von Interferon. Dr. Wiesner kommt zu dem Ergebnis: „Die Meßwertvergleiche lassen darauf schließen, daß Kombucha die Abwehrkräfte des kranken Organismus wirksam fördert und körpereigene Heilprozesse in Gang setzt. Kombucha kann als ein hochpotentes biologisches Lebensmittel mit virushemmender Wirkung angesehen werden, das dazu den Vorteil hat, keine unerwünschten Nebenwirkungen und Unverträglichkeiten zu erzeugen."[22]

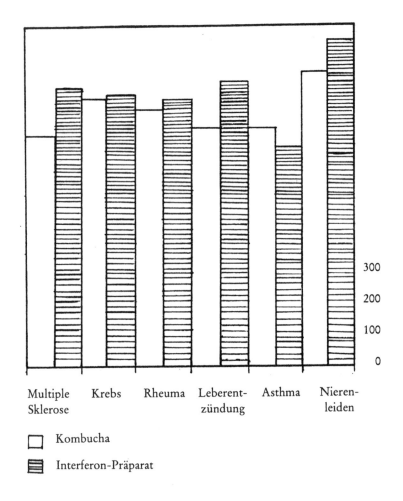

Übersicht: Vergleich der Heilwirkungen von Kombucha mit einem Interferon-Präparat an 246 Patienten nach Wiesner Laboratories 1987. Bei Asthma ist Kombucha dem Interferon-Präparat in der Heilwirkung leicht überlegen.

Kapitel 20

Kombucha steigert die körperliche Leistungsfähigkeit bei Sportlern

Dr. Wiesner hat noch eine weitere, sehr interessante Studie über Kombucha vorgelegt: Diesmal bezieht sie sich auf gesunde Menschen. Er testete dreißig Mitglieder des Kunstradsportvereins Schwanewede, indem er ihnen vor einem anstrengenden Meisterschaftswettbewerb täglich drei Gläser Kombucha zu trinken gab. Das Ergebnis: Bei den am Test Beteiligten stellte sich selbst nach härtestem Training praktisch überhaupt kein Muskelkater ein. Statt dessen erreichten die Sportler um bis zu 66 Prozent höhere Leistungen.

Ich selbst habe diesen Test an einer Gruppe von 16 mehr oder weniger gesunden, untrainierten Menschen im Alter von 40 bis 55 Jahren wiederholt. Die Teilnehmer an dem Versuch erhielten einige Tage lang dreimal täglich 200 Milliliter Kombucha zu trinken und unternahmen dann eine im Hinblick auf ihre persönliche Leistungsfähigkeit sehr anstrengende Radtour, bei der mehrfach beträchtliche Höhenunterschiede mit normalen Tourenrädern ohne Gangschaltung zu überwinden waren. Alle Teilnehmer hatten an den darauffolgenden Tagen zu ihrer eigenen Überraschung keine Spur von Muskelkater und fühlten sich überhaupt nicht strapaziert.

Eine weitere Untersuchung lief im Olympiastützpunkt in Warendorf im Münsterland. An ihr nahmen zwölf gut trainierte Sportler teil. Ihre Leistungsfähigkeit war so stabil, daß sie sich im Grunde kaum noch verbessern konnten. In drei Abschnitten des Tests erhielten die Sportler die Aufgabe, drei unterschiedliche Laufstrecken mit jeweils höherem Belastungsgrad zu bewältigen. Vierundzwanzig Stunden nach dem ersten Kontrollauf ohne Kombucha nahm man allen Beteiligten Blut ab. Dann gab man den Teilnehmern zwei Tage lang dreimal täglich 200 Milliliter Kombucha zu trinken und wiederholte die Lauftests und die Blutuntersuchungen. Den dritten Teil des Tests führte man nach acht Tagen durch. Sämtliche Teilnehmer erreichten jetzt im Durchschnitt bessere Trainingsergebnisse. Alle fühlten sich nach den anstrengenden Testläufen, die bis an die persönliche Belastungsgrenze heranreichten, frischer als sonst üblich, und sie erholten sich schneller. Die Blutuntersuchungen ergaben, daß die Milchsäureablagerungen, die bei so hohen körperlichen Anstrengungen üblicherweise auftreten, bei Einnahme von Kombucha niedriger blieben. Nach Ansicht der beteiligten Wissenschaftler bewirkt Kombucha eine positive Veränderung im Energiestoffwechsel der Zellen[23].

Wenn Kombucha bei Spitzensportlern zu auffallenden Leistungssteigerungen führt, dann liegt es nahe anzunehmen, daß eine Verbesserung des körperlichen Wohlbefindens und der Leistungsfähigkeit bei untrainierten Menschen ohne besonderen sportlichen Ehrgeiz ebenfalls zu erwarten ist. Eine Fülle von Einzelbeispielen, über die noch näher berichtet werden soll, bestätigt diesen Eindruck voll und ganz. Dennoch wären weitere Tests an „normalen Durchschnittsbürgern" ohne erhöhten Leistungsanspruch an sich selbst und ohne wesentliche gesundheitliche Ausfälle wünschenswert. Gerade bei noch relativ gesunden Durchschnittsbürgern könnte das biologische Lebensmittel Kombucha mit ziemlicher Sicherheit auf breiter Basis einen wertvollen Beitrag zur Erhaltung der vollen Leistungsfähigkeit und des uneingeschränkten Wohlbefindens bewirken – in einer modernen Industriegesellschaft, die von ihren beruflichen Anforderungen her und von der Belastung des Lebensraumes mit Schadstoffen den Menschen Unmenschliches zumutet. Zugleich läge darin ein unterstützenswerter Beitrag zur Gesundheitsreform, weil er die Chancen krank zu werden von vornherein vermindert. Wahrscheinlich ist dieser Weg jedoch zu einfach, zu unwissenschaftlich und unbürokratisch, um von den Verantwortlichen ernstgenommen zu werden.

Kapitel 21

Kombucha in der Tiermedizin: eine Alternative zur üblichen Kälbermast

Seit dem Zweiten Weltkrieg laufen in der Sowjetunion Forschungsprogramme über den Einsatz von Kombucha in der Tiermedizin. Man erprobte das aus Kombucha gewonnene Präparat „Baktericidin" an Mäusen, Meerschweinchen, Kaninchen, Hunden, Schafen und Kälbern. Bei klinischen Versuchen gab man Lämmern und Kälbern, die an bakterieller Ruhr und ähnlichen infektiösen Erkrankungen der Verdauungsorgane litten, mehrmals täglich Baktericidin. Der Heilungserfolg trat bei allen Tieren schnell und ohne Komplikationen ein.
In anderen Versuchen mit gesunden Tieren mischte man das Kombucha-Präparat unter das Tierfutter. Das Wachstum von Küken erhöhte sich auf diese Weise um fünfzehn Prozent[24]. Die Verbraucher bei uns würden möglicherweise solche biologischen Möglichkeiten der Tieraufzucht und -behandlung lieber sehen. Vielleicht bietet sich so für die unter hartem Wettbewerbsdruck stehenden Züchter eine erwägenswerte Alternative zu der skandalbelasteten Tiermast mit Antibiotika und Hormonen.

Kapitel 22

Kombucha: Hilfe für das überlastete Immunsystem

Chronische Erkrankungen wie Allergien, Infektanfälligkeit und Krebs nehmen bei uns bedenklich zu. Bislang kaum beobachtete, geheimnisvolle Krankheiten wie ein Pilzbefall der inneren Organe mit bis zu tellergroß flächenhafter Ausbreitung treten neuerdings auf. Parallelen zum Baumsterben drängen sich da unwillkürlich auf. In der Tat führen die sich häufenden Umweltbelastungen inzwischen zu einer deutlichen Schwächung des Immunsystems der Menschen: Schwermetalle, Kadmium, Nitrate in den überdüngten Böden, Metallbelastungen durch Zahnfüllungen, die stickoxydbelastete Luft, die Autoabgase mit Blei und Kohlenmonoxyd, zu wenig Frischluft in unseren doppelt und dreifach verglasten, wärmeisolierten Räumen, zu wenig Bewegung, denaturierte Kost, Streß und Hektik am Arbeitsplatz und im privaten Leben – das alles zusammen führt verstärkt zum Auftreten chronischer Krankheitsprozesse, die oft mit Ablagerungen in den Geweben verbunden sind.
Wer unter solch schwierigen Lebensbedingungen gesund bleiben will, sollte sich schon ein wenig den Kopf darüber zerbrechen, wie er wenigstens einigermaßen für einen Ausgleich in seiner Lebensführung sorgen kann. Vielleicht wird er für eine vitalstoffreiche Kost mit reichlich Obst, Frischgemüse und Salaten, Hirse, Buchweizen und Vollreis sorgen. Oder er schränkt den hohen Konsum an Kaffee, Weißmehl, tierischem Eiweiß wie Schweine-

fleisch, Wurst, Käse und Quark ein und sorgt für ausreichend Bewegung an frischer Luft. Regelmäßige Entspannungs- oder Meditationsübungen werden seine Seele zur Ruhe kommen lassen und den Teufelskreis aus Hektik durchbrechen, der so viele Menschen körperlich krank macht. Vielleicht wird er dann und wann Fastentage oder -wochen einlegen, um seinem Körper Gelegenheit zu geben, sich von alten Schlacken zu befreien. Und es kann sein, daß er regelmäßiges Kombucha-Trinken zu einer neuen Lebensgewohnheit entwickelt und damit seinem Körper hilft, sich von all dem „Umweltmüll", dem er täglich ausgesetzt ist, zu entgiften und zu entschlacken. Tests an strahlenbelasteten Personen haben in den Monaten nach der Katastrophe von Tschernobyl ergeben, daß eine meßbar verstärkte Strahlenbelastung nach dem Genuß von Kombucha auffallend schnell sank[25].

Kapitel 23

Kombucha und der Traum von ewiger Jugendlichkeit

Der Wunsch der Menschen nach ewiger Jugend ist uralt. Schon Gilgamesch, der Held der babylonischen Sage, fand das Kraut fortdauernder Jugendlichkeit, so wird überliefert. Aber er verlor es auf seinem Weg wieder. In den Sagen des griechischen Altertums war es Aufgabe der Hesperiden, die goldenen Äpfel des Lebens zu hüten. Und eine der zwölf Prüfungen, die Herakles zu bestehen hatte, lag darin, diese Äpfel zu holen. Bereits die chinesischen Kaiser suchten nach der Pflanze der ewigen Jugend. Der geheimnisvolle Gral soll nach der Sage ewige Jugendkraft schenken. Mythische Vorstellungen von der Kraft des Jungbrunnens reichen durch die Jahrhunderte. Richard Wagner greift das Thema von den Äpfeln der Hesperiden viel später in seinem Musikdrama vom Ring der Nibelungen leicht verändert auf: Grau, verfallen und trüb sitzen die Götter dort auf ihrer Burg Walhall, weil Freias Äpfel ihnen fehlen. Nur sie gewährleisten ihnen ewige Jugendfrische und Götterkraft. Heute, in unserer modernen Zeit, ist es die Werbung, welche die Sehnsucht nach ewiger Jugend weckt und zu erfüllen vorgibt. Wo immer wir eine Zeitung aufschlagen, das Radio oder das Fernsehen einschalten, durch Straßen und Geschäfte unserer Städte gehen: Überall zeigt uns die Werbung makellose, jugendfrische, strahlende, glückliche Menschen. Fortdauernde Gesundheit, Fitneß, Potenz, Dynamik, Kraft, ein makellos aussehender und funktionierender

Körper, das sind die Ideale unserer Zeit. Aus ihnen beziehen unendlich viele Menschen ihr Selbstwertgefühl. Und sie versuchen, diese Ideale zu erfüllen, um jeden Preis. Sie quälen ihren Körper durch übertriebenes Fitneßtraining, lieblos, und überhören seine Signale. Sie geraten in Abhängigkeit von solchen Idealen und können ihnen doch allenfalls für kurze Zeit ihres Lebens genügen. Der Körperkult kennt keine Gnade mit all den Menschen, die nicht mithalten können aufgrund ihres Alters, ihres Lebensschicksals, ihrer Veranlagung oder aus wer weiß welchen Gründen. Sie geraten schnell unter Druck, ins Abseits, in die Einsamkeit und in die Abhängigkeit, falls es ihnen nicht gelingt, die Fragwürdigkeit des Körperkults von der ewigen Jugendlichkeit und Fitneß zu durchschauen und ihre ganze Persönlichkeit mit allen ihren Vorzügen und Schwächen erst einmal anzunehmen, so wie sie ist.

Das soll ganz sicher nicht heißen, daß wir uns hängen lassen und nicht mehr an uns arbeiten sollen. Im Gegenteil: Wir können den Weg der Entwicklung unserer *ganzen* Persönlichkeit, unseres Körpers *und* unserer Seele, nur dann erfolgreich gehen, wenn wir erst einmal hinschauen, wer wir eigentlich sind, wenn wir horchen, welche Bedürfnisse unser Körper und unsere Psyche haben. Sie sagen uns ja, was sie brauchen, wenn wir nur hinhören. Dazu genügt auch, daß wir uns erst einmal voll und ganz annehmen, so wie wir sind, mit allen unseren Fehlern und Schwächen, unseren Müdigkeiten und unserem Älterwerden.

Den Wunsch nach ewiger Jugendlichkeit kann uns niemand erfüllen. Älterwerden ist Arbeit – und keine leichte. Wer diese Tatsache nicht sehen will, den holt der Alterungsprozeß um so übler ein, dort wo er es am wenigsten erwartet. Dann ist alles viel schlimmer! Der natürliche Alterungsprozeß gehört fest zum menschlichen Leben. Er beginnt mit dem ersten Lebenstag. Die Uhr tickt, und niemand kann ihren Ablauf verhindern, auch wenn das Potential eines menschlichen Lebens theoretisch 130 Jahre erreichen könnte, wie manche Forscher meinen.

Die Lebenserwartung der meisten Menschen liegt ja heute in der Tat viel höher als früher. Weit mehr Menschen als noch vor zwei Generationen haben inzwischen die Chance, sehr alt zu werden. Unser Problem ist heute eher: Wie läßt sich ein so hohes Alter ohne Gebrechlichkeit, in körperlicher und geistiger Frische und in Würde erreichen? –

Was wir tun können, ist: behutsam mit unserem Körper und mit unserer Seele umgehen. Dazu gehört, Harmonie in unser Leben zu bringen, dafür zu sorgen, daß unsere Seele gern in unserem Körper wohnt. So schwer ist das nicht: Die Begegnung mit einem Menschen, ein wirkliches Gespräch, Musik, Entspannung, Meditation, in uns hineinhören, Ruhe, ein Buch. Jede dieser Möglichkeiten kann Wunder wirken in unserer Seele. Nicht anders sieht es mit unserem Körper aus: Gönnen wir ihm mehr Ruhe und mehr Bewegung an frischer Luft; hören wir ihm zu, was er braucht; geben wir ihm weniger Genußmittel und Gifte, dafür mehr vitalstoffreiche Nahrung. In diesen Rahmen gehört Kombucha. Dann ist der Teepilz zwar kein Wundermittel, das uns ewiges Glück auf Erden beschert. Aber er bietet uns eine unschätzbare Chance, bis ins hohe Alter körperlich gesund, vital und wirklich lebendig zu bleiben. Das ist keine Zauberei. Aber es ist weit mehr als alle hohlen Versprechungen der Werbung und der Ideale von ewiger Jugendlichkeit, die man uns auf Schritt und Tritt vorgaukelt. Wenn wir diesen Fragen einmal näher nachgehen, so ändert sich unglaublich viel in unserem Leben: Gesundheit und Krankheit, Jugend und Alter, Überfluß und Mangel, das alles bekommt einen neuen Stellenwert. Wir begreifen, daß wir selbst die Verantwortung für unser Leben tragen, und nicht die Ärzte und all die anderen Spezialisten, die uns heute in allen Lebensfragen sagen wollen, was für uns richtig ist und uns dabei doch letztlich entmündigen.

Kapitel 24

Ein neues Gesundheitsbewußtsein breitet sich aus

Die moderne hochtechnisierte Medizin hat sich unzweifelhaft ihre Verdienste erworben. Niemand würde heute die Nützlichkleit von Herzschrittmachern bestreiten, am wenigsten ihre Träger selbst. Niemand würde einen Dialysepatienten ernsthaft fragen, ob er auf eine künstliche Niere verzichten will. Die Lasermedizin hat ihren fest gesicherten Platz, wenn beispielsweise mit Laserstrahlen eine durch Netzhautablösung drohende Erblindung verhindert werden kann. Ebenso sicher ist es das Verdienst der modernen Medizin und Pharmazie, die großen Seuchen ausgerottet zu haben, die früher den Menschen so übel mitspielten. Aber im ganzen gesehen herrscht gegenüber der Apparatemedizin Skepsis vor, inzwischen selbst aus den eigenen Reihen der Mediziner. Zweifelhafte Lebensverlängerungen, vor allem die Kostenexplosion im Gesundheitswesen mögen hier ausschlaggebende Kritikpunkte sein. Aber es kommt mehr hinzu: Die Menschen vermissen hinter all den komplizierten Geräten, deren Funktion sie nicht mehr verstehen, das Gefühl menschlicher Zuwendung. Die Ärzte geben es ihnen nicht mehr. Es ist, als ob sie sich hinter der Technik verstecken wie hinter einer spanischen Wand. Doch der kranke Mensch braucht in erster Linie Trost und Geborgenheit. Besonders wenn er im Bauch einer Maschine steckt, möchte er die menschliche Hand spüren, der er vertrauen kann. Er findet sie nicht. Und er kann nicht einmal sicher sein, daß alle die teuren und komplizierten Apparate für seine Gesundheit das richtige Mittel sind. Wer erst einmal ernsthaft krank ist, fühlt sich der Apparatemedizin meist hilflos ausgeliefert. Er findet nur schwer die Kraft zur Verweigerung oder zum Suchen neuer ganzheitlicher Heilungswege.

Kapitel 25

Die Verantwortung für unsere Gesundheit liegt bei uns selbst

Die Vorstellungen über Krankheit und über Gesundheit sind in einem entscheidenden Wandel begriffen. In unserer Zeit beginnt sich eine neue psychosomatische Sichtweise durchzusetzen. Sie geht davon aus, daß seelischer Schmerz körperliche Krankheiten verursachen kann, aber daß auch Umwelteinflüsse eine wichtige Rolle spielen. Der Körper ist nicht länger eine Maschine, die man bei Krankheit zum Arzt trägt, damit er sie wieder instandsetzt. Der Körper bleibt auch in der Krankheit unser eigener Leib, mit dem wir unsere Umwelt erleben, dem wir vielleicht zuviel zugemutet haben. Unsere Krankheiten vermitteln uns eine Botschaft. Über die Krankheit können wir mit uns selbst ins Gespräch kommen. Sie ist ein Teil von uns selbst, der uns an unsere Vergänglichkeit, an den Tod erinnert.

Bei dieser neuen Sicht der Krankheit wird das Kranke am Menschen nicht mehr einfach an einen Fachmann übertragen, sondern wir übernehmen selbst die Verantwortung. Darin liegt die große Chance, mit den Schattenseiten unserer Persönlichkeit, mit dem was uns stört, was uns kränkt, in Kontakt zu bleiben. Entscheidend ist: Wir fühlen uns selbst für den Heilungsprozeß verantwortlich. Wir wirken an ihm mit. Das führt zu einer grundsätzlichen Veränderung in der Beziehung zwischen Arzt und Patienten. Der Arzt ist nicht länger der Halbgott in Weiß, bei dem der Kranke sein Symptom abgibt, bis er wieder gesund wird, sondern er redet selbst mit. Er versteht den Arzt eher als einen gleichberechtigten Partner, der ihm hilft, die richtigen Fragen an sich selbst zu stellen: Was bedeutet diese Krankheit gerade jetzt für mich? Welche Botschaft will sie mir vermitteln? Wie kann ich mit meiner Krankheit zurechtkommen, mich dennoch so gut wie möglich fühlen? Bringt sie mir eine notwendige Ruhepause? Wozu brauche ich diese?

Der neue Krankheitsbegriff gibt dem Menschen ein Stück Mündigkeit zurück. Doch so entscheidend dieser Fortschritt ist, er bringt auch neue Probleme mit sich: Menschen, die bewußt mit ihrem Körper leben, betrachten ihn nicht länger als einen Sklaven, von dem sie nur Leistung verlangen, ohne selbst etwas zu geben. Sie versuchen vielmehr, ihre psycho-sozialen Probleme zu lösen. Dennoch läßt es sich kaum vermeiden, daß auch sie hin und wieder krank werden, sich eine Grippe oder sonst eine Infektion zuziehen. Diese Krankheit erscheint ihnen dann als Fehler. Sie fragen, was sie denn nun wieder falsch gemacht haben. Je ernster die Krankheit, um so bohrender stellen sie diese Frage. Schuldgefühle entstehen so, die den Heilungsprozeß ernsthaft behindern können. Selbst wenn wir die Krankheit konsequent als Versuch des Körpers begreifen, mit sich selbst ins reine zu kommen, sein inneres Gleichgewicht wieder herzustellen, so bleibt doch immer zu bedenken, daß jedes Leben endlich ist, daß Tod und Krankheit fest zur Existenz des Menschen gehören. Dieser Aspekt der Endlichkeit wird in einer Welt, in der „alles machbar ist", allzu leicht vergessen. Es wäre schon gut, wenn wir uns wieder stärker mit der Tatsache auseinandersetzen würden, daß wir sterben müssen. Das bedeutet nicht Resignation.

Im Gegenteil: Wir erhalten so mehr Kraft, das Leben in seiner zeitlichen Begrenztheit bewußt anzunehmen, es nicht zu vergeuden.

Kapitel 26

Unsere Gedanken entscheiden, ob wir gesund oder krank werden

Gesundheit läßt sich nicht auf Rezept verschreiben. Sie entsteht offenbar aus einer bestimmten Einstellung heraus. Günstige Bedingungen sind: die Ungewißheit des Lebens zu akzeptieren, die Bereitschaft, Verantwortung für Gewohnheiten zu übernehmen, eine bestimmte Art und Weise, Streß wahrzunehmen und mit ihm fertigzuwerden, befriedigende menschliche Beziehungen zu leben, einen Sinn im Leben zu finden. Die Forschung hat hierzu eine Fülle interessanter Ergebnisse beizusteuern:
Seit Mitte der siebziger Jahre hat ein australisches Forscherteam Zusammenhänge zwischen Trauer und ihren Auswirkungen auf die Gesundheit untersucht. Dabei zeigte sich, daß das Immunsystem bei Trauernden in seiner Leistungsfähigkeit erheblich herabgesetzt ist. Zu ähnlichen Ergebnissen führte eine amerikanische Untersuchung. Die Ehepartner von Frauen, die an Brustkrebs starben, wiesen nach deren Tod einen dramatischen Abfall in der Leistung des Lymphozytensystems auf, jener Blutzellen also, die auf die Abwehr von Fremdkörpern spezialisiert sind. Diese verminderte Abwehrfähigkeit dauerte etwa zwei Monate nach dem Tod der Ehefrauen an. Danach erholte sich das Immunsystem der Witwer etwa im gleichen Maße wie sich ihre Trauer verminderte.
Ähnliche negative gesundheitliche Auswirkungen wie bei Trauer ließen sich auch für – unfreiwillige – Einsamkeit und für Streß ganz allgemein feststellen.

Inzwischen wendet sich die Forschung stärker den positiven psychischen Zuständen zu und untersucht, wie sie sich auf das Immunsystem auswirken. Es gibt bereits erste Erkenntnisse darüber, wie Menschen ihr Immunsystem willentlich verbessern und damit Krankheiten vorbeugen können.

In einer dieser Untersuchungen, die an der Pennsylvania State University durchgeführt wurden, befahl man den Versuchspersonen unter Hypnose, sich ihre Blutzellen als mächtige Haifische vorzustellen, die in ihrem Blutstrom schwimmen und die umherirrenden Krankheitskeime angreifen. Eine Woche lang, zweimal pro Tag, sollten sich die Versuchspersonen in Selbsthypnose nun diese Haifisch-Geschichte bildhaft vorstellen. Die gemessene Verbesserung der Immunleistung war nach Ablauf der Woche insgesamt so deutlich, daß sich ein klarer Zusammenhang zwischen den Bildvorstellungen und der Zahl der Lymphozyten erkennen ließ. Leicht hypnotisierbare Versuchspersonen wiesen nach der Hypnose die am höchsten angestiegene Zahl von Lymphozyten auf.

In anderen Untersuchungen ließ sich nachweisen, daß Menschen, die ihr stark ausgeprägtes Machtstreben aus irgendwelchen Gründen nicht ausleben konnten, häufiger und schwerer erkrankten als andere mit geringer Machtmotivation. Ob Gefühle unterdrückt oder zugelassen werden, scheint ebenfalls Einfluß auf die Immunfunktion und die Krankheitswahrscheinlichkeit auszuüben. Eine feste Bindung an eine soziale Gruppe oder an die Menschen überhaupt hat offenbar positive Wirkungen auf die Widerstandskraft.

In einem Versuch zeigte man Studenten einen Film über Mutter Teresa, die Kranke und Sterbende in Kalkutta betreut. Die Immunfunktion bei den Versuchspersonen verbesserte sich schlagartig, selbst bei Personen, die Mutter Teresa und ihre Arbeit ablehnten[26].

Die Forschungen über Zusammenhänge zwischen positivem Denken und körperlichen Heilungsvorgängen sind noch längst nicht abgeschlossen. Dennoch läßt sich schon heute sagen: Die Rolle der veränderten Bewußtseinszustände beim Heilungsprozeß ist wahrscheinlich die allerwichtigste Entdeckung der modernen Medizin. Der Einsatz von Entspannungstechniken und Methoden bildhafter Vorstellung im Zustand der Tiefenentspannung wird bei der Heilung von Krankheiten unterschiedlichster Art in Zukunft große Bedeutung erlangen.

Kapitel 27

Der Placeboeffekt: ein Beweis für das Wirken der Selbstheilungskräfte in uns

Es gibt eine Fülle moderner Untersuchungen, die alle darauf hindeuten, daß jede Heilung im Grunde eine Selbstheilung darstellt. Heilung findet offenbar statt, sobald eine bestimmte negative Geisteshaltung überwunden ist. Es ist so, als ob es ein Lebensprinzip gäbe, das unsere Gesundheit wiederherstellt, sobald es uns gelingt, die Barrieren unserer negativen Erwartungen niederzureißen. Haß, Zynismus, Mißtrauen, Angst sind wahrscheinlich die stärksten Schranken, die dem Gesundungsprozeß im Wege stehen. Wenn es uns gelingt, sie im Zustand tiefer Entspannung abzubauen, sind wesentliche Voraussetzungen für eine Gesundung geschaffen.
Welche ungeheuer starke Wirkung der Wille und die persönliche Vorstellung beim Heilungsprozeß haben, läßt sich am besten an den Ergebnissen der Placebo-Forschung ablesen. Seit über 40 Jahren erforscht man die Wirkung von Arzneimitteln, die keinerlei Wirkungssubstanz enthalten. Die Ergebnisse sind erstaunlich, und sie passen nicht in das herkömmliche naturwissenschaftliche Weltbild der Mediziner und Pharmakologen. Da erklären nach einem Placebo-Versuch mehr als zwei Drittel der Versuchspersonen, daß sich ihre chronischen Kopfschmerzen gebessert haben oder ganz verschwunden sind. Da lassen sich Zahnarztpatienten, die eine Pseudo-Betäubungsspritze bekamen, einen Zahn ziehen, ohne mit der Wimper zu zucken. Da berichten Angina-pecto-

ris-Patienten, bei denen man statt einer richtigen Operation lediglich einen Hautschnitt vornahm, es ginge ihnen seither sehr viel besser. Dieser Effekt funktionierte sogar umgekehrt: Studenten, denen man hochwirksame Psychopharmaka gab, die jedoch der Meinung waren, es handle sich um Placebos, konnten keinerlei Wirkung feststellen. Pillen ohne Wirkstoff konnten sogar echte Heilungen bewirken: Bei mehr als der Hälfte von Patienten mit einem nachgewiesenen Zwölffingerdarmgeschwür war dieses Geschwür nach einer dreiwöchigen Placebotherapie abgeheilt. Der Befund war durch Röntgenuntersuchungen gesichert. An meßbaren organischen Veränderungen fand man nach Placebobehandlungen Veränderungen im Schlaf-EEG, in der Zusammensetzung der Magensäure und im Blutbild. Wird das Medikament von einem optimistisch und selbstsicher auftretenden Arzt verordnet, so steigt die Placebowirkung. Verabreicht es dagegen eine Krankenschwester, so verliert es an Wirkungskraft[27]. Die Wirkungskraft ist stärker, wenn der behandelnde Arzt selbst an sie glaubt. Daß es den Placeboeffekt gibt, wird inzwischen nicht mehr ernsthaft bestritten. Dennoch berührt unter den Ärzten am liebsten niemand dieses Problem, weil ihnen ihr naturwissenschaftliches Weltbild unter den Füßen wegzurutschen droht. Auch spielt offenbar die Sorge mit, die Grenze zum Voodoo-Kult könnte überschritten und die Zauberkraft ihres Arzt-Seins geschwächt werden[28].

Kapitel 28

Wie sich unser Leben verändert, wenn wir die Verantwortung für unsere Gesundheit selbst übernehmen

Bedenken wir all diese Ergebnisse, so zeigt sich: Wir kommen nicht umhin, die Verantwortung für unsere Gesundheit selbst zu übernehmen. Wir können nicht länger bei Auftreten gesundheitlicher Störungen unseren Körper beim Arzt abgeben, damit dieser ihn wieder in Ordnung bringt, so wie wir unser Auto in der Werkstatt reparieren lassen, sondern wir müssen selbst durch unsere Lebensführung die Verantwortung für unsere Gesundheit übernehmen. Die Entspannungstechniken geben uns hervorragend wirksame Hilfen, negative Streßeinflüsse mit ihren krankmachenden Folgen auszuschalten und statt dessen unser Leben von positivem Denken und Fühlen bestimmen zu lassen. Haß, Angst, Mißtrauen können so in positive Gefühle wie Vertrauen, Liebe, Zuversicht umgewandelt werden. Unser Körper nimmt die positiven Botschaften ebenso wörtlich wie die negativen. Er kann nicht zwischen einer echten und einer eingebildeten Bedrohung unterscheiden. Unsere Sorgen, Kümmernisse und Mißerfolgserwartungen werden in körperliche Krankheitssymptome umgesetzt, weil der Körper das Gefühl hat, daß wir bedroht werden, auch wenn die Bedrohung nur in unserer Einbildung besteht. In gleicher Weise nimmt unser Körper aber auch Botschaften von Liebe, Vertrauen, Erfolg auf und setzt sie in positive Energie um.
Verantwortung für unsere Gesundheit übernehmen be-

deutet auch: uns vernünftig ernähren. Dazu gehört, Nahrungsmittel möglichst wenig in verarbeitetem Zustand zu genießen. Müsli aus frisch gemahlenem Getreide, Früchte und Gemüse als tägliche Nahrungsgrundlage wirken stark gesundheitsfördernd. Wer dann noch regelmäßig jeden Tag Kombucha trinkt, baut eine solide Basis für seine Gesundheit auf, auf der sich ein lebendiges und erfülltes Leben leben läßt.

Kapitel 29

Fasten mit Kombucha

Der Begriff des Heilfastens ist keineswegs neu. Diese Art der Körperreinigung wird seit Jahrtausenden in den verschiedensten Kulturbereichen angewandt. Es ist der natürlichste Weg, Schlacken und Gifte auszuscheiden, die der Körper jahrelang angesammelt hat.
In unserer Zeit bekommt das Fasten einen neuen Stellenwert. Gruppen verbinden sich, um gemeinsam zu fasten. Sie verknüpfen oft, doch keineswegs immer, eine politische oder religiöse Aussage mit ihrer Fastenaktion, etwa, sich mit den Hungernden in der Welt solidarisch zu erklären. Vielfach wird Fasten heute mit meditativen Übungen verbunden, weil man erkannt hat, daß sich neben der körperlichen Entgiftung eine erhöhte psychische Sensibilität einstellt, in der altes unerledigtes Konfliktmaterial hervortritt und jetzt besonders günstig bearbeitet werden kann. Viele Menschen erlangen während des Fastens eine völlig andere Sicht ihres Lebens. Ein Teilnehmer aus einer meiner Fasten- und Meditationsgruppen drückt sein verändertes Lebensgefühl so aus:
„Erst jetzt, während ich faste, weiß ich, wie ich gemeint bin. Eine tiefe Ruhe ist in mir. Ich bin körperlich nicht mehr so stark wie vorher, aber auch nicht mehr so getrieben. Ich sehe alles ungewöhnlich klar und hell. Alle meine Empfindungen sind wacher. In mir ist ein starkes Gefühl, mich selbst besiegt und überwunden zu haben. Ich bin ein neuer Mensch. Obwohl ich an Körperkraft jetzt schneller an meine Grenzen stoße, ist das sichere Gefühl

in mir: Ich werde alle Schwierigkeiten, die in meinem Leben noch auf mich warten, meistern können."

Der bewußte Verzicht auf die Annehmlichkeit der täglichen Nahrungsaufnahme, die ja oft so achtlos verläuft, führt uns in eine Grenzsituation. Wir erleben, wozu wir imstande sind. Der Erfolg, sich selbst überwunden zu haben, ist es, der uns ungeahnte Kraft gibt. Diese wichtige Seite des Fastens als Grenzerfahrung wird in den meisten Abhandlungen schlichtweg übersehen. Dabei ist unsere moderne Umwelt so arm geworden an Möglichkeiten, primäre Grenzerfahrungen zu erleben. Andere regeln ja alles für uns: von der fertig abgepackten Mittagsmahlzeit bis zu den im Sommer wie im Winter gleichmäßig temperierten Räumen, in denen wir unser Leben zubringen. Fasten ist in unserer Zeit auch ein Versuch, aus diesem lauwarmen Zivilisationsbrei herauszukommen, der uns umgibt, und sein Leben selbst in die Hand zu nehmen. Hunger und Kälte sind, so gesehen, Freunde des Menschen, weil sie ihm ursprüngliche Lebenserfahrungen ermöglichen, die bei uns so selten geworden sind.

Die Rolle, die das Fasten in der Natur spielt
Wochen- und monatelanges Fasten gehört zum festen Jahresrhythmus vieler frei lebender Tiere. Das gilt für Hochgebirgswild wie Steinbock und Gemse zum Beispiel, aber auch für Fische und Vögel. Lachse fasten, während sie flußaufwärts ziehen, viele Hunderte Kilometer zurücklegen und laichen. Die Vögel fasten während der größten Anstrengungen eines Jahres, dem Flug oft über 5000 Kilometer in den Süden und am Ende des Winters wieder zurück in den Norden, in Zeiten größter Hochleistung also.

Fasten bei leichten Erkrankungen
Tiere, die noch nicht übermäßig von der Natur entfremdet sind, verweigern die Nahrung, wenn sie sich eine schwere Verletzung oder eine Krankheit zugezogen haben. Sie fasten. Ebenso reagieren Säuglinge und kleine Kinder. Sie handeln unbewußt richtig. Ihr kranker Organismus holt sich die zur Heilung notwendige Energie aus den körpereigenen Vorräten und nicht aus zugeführter Nahrung. Der Körper spart dadurch Kraft. Denn rund dreißig bis vierzig Prozent der mit der Nahrung aufgenommenen Energie werden für die Arbeit des Stoffwechsels verbraucht. Entlastet man den Körper von dieser Arbeit, so kann er sich mit seiner ganzen Kraft dem Heilungsprozeß widmen.

Ziele des Fastens
Für viele Menschen ist Fasten ein Anreiz, einige überzählige Pfunde abzuspecken. Aber während der Fastenzeit können Sie sich auch sehr gut aus der Abhängigkeit von Medikamenten und Genußmitteln lösen. Es ist für viele Fastende eine neue, wichtige Erfahrung, daß sie sich auch ohne Hilfskrücken aus Aufputsch- und Beruhigungsmitteln in ihrem Leben fortbewegen können. Fasten gilt als die beste Vorbeugungsmaßnahme gegen Krankheiten jeder Art. Es senkt die Risikofaktoren, wie zu hohen Blutdruck, zu hohe Blutfettwerte, es heilt Erkrankungen des Stoffwechsels und ist alles in allem die wirkungsvollste und ungefährlichste Methode zur Reinigung des Körpers. Beim Fasten handelt es sich um eine biologisch hochwirksame Möglichkeit zur Entgiftung und zur Erhaltung der Leistungsfähigkeit.

Begleiterscheinungen
Wenn der Körper vom normalen Verdauungszyklus befreit wird, beginnt er, Schlacken auszuschwemmen und zu verbrennen. Bei diesem Entstressungsvorgang können alte Krankheiten wieder aufflackern, die nicht vollkommen auskuriert oder mit Medikamenten unterdrückt worden sind. Manchmal kommt es dabei zu einer Überschwemmung des Blutes mit Giftstoffen. Das kann zu Kopfschmerzen und Abgeschlagenheit führen. Häufig zu beobachtende Erscheinungen sind eine belegte Zunge, fauliger Mundgeruch, mitunter entstehen Pickel oder Furunkel, in Extremfällen kann das Bettuch am Morgen braun sein von durch die Haut ausgeschiedenem Schmutz, wenn die Ausscheidungsfunktion der Nieren die Entschlackung nicht mehr schafft. Dieser Reinigungsprozeß dauert normalerweise etwa vierzehn Tage. Nach dieser Zeit verschwinden die beschriebenen Symptome von selbst wieder.
Parallel zu diesem Reinigungsprozeß können alte psychische Konflikte aktiviert werden. So läßt sich häufig beobachten, daß Empfindungen der Traurigkeit, Aggressionen, Einsamkeitsgefühle und Depressionen auftreten. Am besten ist es daher, wenn auch auf der psychischen Ebene mit dem Fastenden gearbeitet wird, damit die auftretenden Gefühle ausgedrückt und integriert werden können. Die Erfahrungen bei einer Kombination von Fasten und Meditation sind besonders günstig.
Das Fasten hat durchaus Ähnlichkeit mit der Meditation. Beides ist anzusehen als ein Rückzug von den alltäglichen Lebensfunktionen. Während beim Fasten der Organismus der Arbeit des normalen Verdauungsvorgangs freigestellt ist, bedeutet die Meditation eine Befreiung vom alltäglichen Handeln und den vielfältigen Sinneswahrneh-

mungen in der Welt. Diese Befreiung von der alltäglichen Routine schafft dem Organismus die Möglichkeit, sich auf der psychischen und auf der körperlichen Ebene auf die Beseitigung all jener Erscheinungen zu verlegen, die sein natürliches Gleichgewicht stören.

Die Durchführung
Menschen, die annähernd gesund sind, können durchaus allein fasten. Leichter ist allerdings das Fasten in einer Gruppe, möglichst unter therapeutischer Begleitung. Am geeignetsten hat sich eine Dauer von ungefähr zwei Wochen erwiesen. Während dieser Zeit nimmt man keinerlei feste Nahrung zu sich, sondern nur Obst- und Gemüsesäfte – möglichst naturrein –, Kräuter- und Früchtetee und Mineralwasser. Wichtig ist, möglichst viel zu trinken, am besten mehrere Liter pro Tag, damit die Nieren besser die angefallenen Schlackenstoffe ausscheiden können. Wichtig ist auch, für eine gute Darmentleerung zu sorgen. Dafür eignet sich Kräutertee, der die Verdauungstätigkeit anregt.
Während der Fastenkur empfiehlt es sich, dreimal täglich ein Glas Kombucha zu trinken. Auf diese Weise entschlacken Sie Ihren Körper hervorragend, führen ihm zugleich wichtige Mineralstoffe und Vitamine zu und regen die Darmtätigkeit an.
Nach Beendigung des Fastens sollte man drei Tage lang vorsichtig mit Obst und Gemüserohkost zu essen beginnen.

Kapitel 30

Meditation als Voraussetzung, gesund zu werden

Es genügt nicht, Gesundheit allein von der Körperseite her erreichen zu wollen. Körper und Seele sind eine Einheit. Gesund werden können wir am besten, wenn wir auch unserer Seele die Chance geben zu heilen, heil zu werden. Seit Jahrtausenden nutzen die Menschen meditative Übungen, um dieses Ziel zu erreichen.
Es gibt kaum einen Kulturkreis, der den meditativen Zustand nicht gekannt und keine systematischen Meditationsübungen entwickelt hätte. Im Christentum sind es vor allem Bibelstellen oder Bilder, auf die sich der Meditierende konzentriert. Im Buddhismus liegt die Hauptmethode in der Konzentration auf den Atem. Die Inder benutzen Mantras, das sind heilige Worte oder Silben, oder die als Mandalas bezeichneten symbolischen Malereien.
Diese überlieferten Techniken bekommen heute einen neuen Stellenwert. Sie gehören zu den wichtigsten Hilfen zur persönlichen Veränderung und Weiterentwicklung. Wenn genügend Menschen diese Möglichkeit nutzen, besteht die Aussicht, daß eines Tages die „kritische Masse" erreicht wird, die notwendig ist, um positive Veränderungen der Menschheit zu bewirken. Schaut man sich die Forschungsergebnisse über die Wirkung der Meditation an, so erscheint die Hoffnung auf eine sprunghafte Weiterentwicklung der Menschheit hin zu der Fähigkeit, ihre Konflikte mit friedlichen Mitteln zu lösen, als durchaus begründet.

Bei der Meditation kommt es zu einem Umschalten des Bewußtseins. Das Bewußtsein in der Meditation unterscheidet sich von unserem normalen Tagesbewußtsein. Es hat manchmal Elemente des Traumes, gehört aber voll in den Bereich des Wachseins. Der Meditationsvorgang ist verglichen worden mit dem Auslöschen des Tageslichts, und nun erst in der Dunkelheit kann man die feinen Lichtreize der Sterne am Himmel sehen, die bei der großen Helligkeit des Tages nicht wahrnehmbar sind.
In der Meditation erfolgt – meßbar und nachweisbar – eine tiefe Entspannung. Die systematische Konzentration des Geistes auf einen Punkt bewirkt eine körperliche und psychische Versenkung. Der Sauerstoffverbrauch des Körpers nimmt ab, gelegentlich sogar stärker als das im Schlaf geschieht. Der elektrische Hautwiderstand erhöht sich. Daran läßt sich der Grad der Entspannung und der Angstfreiheit ablesen. Die Atemfrequenz nimmt ab. Das Herz schlägt langsamer. Der Blutdruck sinkt. Der Milchsäurespiegel im Blut nimmt ab. Auch das läßt größere Angstfreiheit erkennen. Alpha- und Theta-Wellen treten im EEG, das die Gehirnströme mißt, verstärkt auf. Sie kommen sonst nur im tiefsten Schlaf vor, nicht aber bei vollem Bewußtsein.
Der Entspannungszustand setzt den Widerstand gegen unbewußtes Konfliktmaterial herab. Seelische Verdrängung wird nämlich begleitet von muskulärer Anspannung. In der Entspannung können wir uns dem verdrängten Material stellen. Angst kann in der Meditation besonders leicht abgebaut werden. So hat sich gezeigt, daß Meditierende, die unter Phobien litten (das sind zwanghafte Ängste vor Spinnen, Insekten, Hunden, oder Angst, sich in geschlossenen Räumen aufzuhalten oder über freie Plätze zu gehen), ihre Ängste und andere Leiden plötzlich

verloren. Jemand, der eine traumatische Erfahrung in einem Zustand höchst konzentrierter Aufmerksamkeit auf das Innere neu durchlebt, stört das Muster dieser alten Erinnerung, so wie sein Gehirn sie gespeichert hat. Das alte Muster wird durchbrochen. Dies löst eine Neuorganisation aus. Ein festgefahrenes Gedankenmuster, ein Zwangsverhalten, eine inhaltlos sich wiederholende Reaktion – das alles sind Strukturen, die einer plötzlichen Erweiterung fähig sind. Geschieht eine solche Erweiterung, so können wir neue Informationen aufnehmen, neue und angemessene Strategien entwickeln und unser Bewußtsein sprunghaft vorwärts entwickeln.

Darüber hinaus stärkt Meditation unser Grundvertrauen. Es läßt sich als Zustand der Positivität umschreiben. Wir fühlen uns wohl und gelöst. Sorgen und Probleme fallen von uns ab. Wir erleben uns als sicher und geborgen. Ein Gefühl der Harmonie durchströmt uns. Wir sind erfüllt von positiven Gefühlen der Zuneigung. In der tiefen Entspannung haben wir Zugang zu jenem Gefühl des Grundvertrauens, von dem die meisten Menschen in ihrem frühen Kindesalter nicht genug bekommen haben. Die Bereitschaft zu Streßreaktionen läßt nach, weil ein Zustand der Ausgeglichenheit und der inneren Sicherheit vorherrscht. Er ermöglicht ein angstfreies Handeln im Alltag. Selbstentfaltung wird möglich.

Kapitel 31

Kombucha-Trinken kann Meditation sein

Alles Leben kann Meditation sein. Es liegt an uns selbst, ob wir es mit einem hohen Maß an Bewußtsein leben oder ob wir uns fremdbestimmt in Hektik leben lassen. Selbst so einfache Dinge wie das Trinken von Kombucha können wir als Meditation erleben. Folgende kleine Geschichte zeigt dies deutlich. Sie stammt aus der Überlieferung der Zen-Klöster[29]:

Ein junger Mann kam in ein Zen-Kloster und, wie es dort üblich ist, brachte ihn der Vorsteher zum Meister. Der fragte ihn: „Warst du schon einmal bei uns?" Der junge Mann antwortete: „Nein, noch nie. Ich möchte aber die Technik des Meditierens hier bei euch kennenlernen." „Gut", sprach da der Meister, „geh erst einmal und trinke eine Tasse Tee!" Am nächsten Tag kam ein anderer Pilger. Auch ihn brachte der Vorsteher zum Meister. Und wieder fragte der: „Warst du schon einmal bei uns?" Der Pilger antwortete: „Ja, voriges Jahr und im Jahr davor. Ich möchte nun die Übung fortsetzen." Der Meister sagte zu ihm: „Gut, dann geh erst einmal und trinke eine Tasse Tee!" Der Klostervorsteher sah den Meister fassungslos an. „Meister", sagte er, „erlaube mir bitte eine Frage: Zwei ganz verschiedene Menschen kamen zu dir, mit völlig verschiedenen Voraussetzungen. Du fragst sie auch noch ausdrücklich danach. Und dann fertigst du sie mit der banalen Aufforderung ab, zum Teetrinken zu gehen. Wo liegt da der Sinn?" Der Meister sprach: „Klostervorsteher?" „Ja, Meister." „Geh erst einmal und trinke eine Tasse Tee!"

Der „Knackpunkt" dieser Geschichte liegt darin, daß der Meister alles sagte, was zur Art des Lebens gesagt werden kann. Es gibt eben sehr viele unterschiedliche Möglichkeiten, eine Tasse Tee zu trinken. Man kann Tee ohne Bewußtheit trinken, indem man ihn in sich hineinschüttet und sich dabei den Mund und den Magen verbrüht, seine Kleider bekleckert, in Gedanken schon längst im Auto sitzt und im nächsten Stau steckt, die Tasse Tee halbausgetrunken achtlos stehen läßt und damit seinem Gastgeber vielleicht noch auf die Füße tritt, weil der meint, der Tee habe dem Gast nicht geschmeckt. Man kann den Tee aber auch trinken, indem man ihn Schluck für Schluck genießt, das Aroma riecht und schmeckt, die wohlige Wärme der Teeschale in den Händen spürt und bewußt wahrnimmt, was geschieht.

Außer diesen beiden Beispielen gibt es noch unzählig viele andere Möglichkeiten, das Teetrinken zu erleben, selbst als eine religiöse Erfahrung. Der Unterschied liegt einzig und allein in der Bewußtheit im Umgang mit dem Leben. So einfach ist das und doch so schwer! Bewußtheit läßt sich üben – an unendlich vielen ganz alltäglichen Dingen: Wenn wir Tee trinken, lassen Sie es uns ganz tun. Wenn wir Autofahren, lassen Sie es uns ganz tun. Wenn wir mit einem Menschen sprechen, lassen Sie uns ihm ganz zuwenden. Wenn wir Kombucha trinken, lassen Sie es uns bewußt erleben!

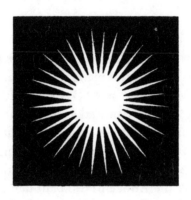

Abbildung: Zeichen und Symbole geben uns Kraft.

Dieses Zeichen ist ein Mandala, ein Meditationssymbol. Wenn Sie es eine Zeitlang intensiv anschauen, können Sie spüren, wie es lebt und Ihnen seine Kraft mitteilt. Die Übertragung erfolgt allein durch das Betrachten des Bildes, also durch einen rein geistigen Vorgang, der sich körperlich in bestimmten Muskelreaktionen messen läßt. Die Kombucha überträgt ihre Vitalkraft durch ein Getränk, so wie uns bestimmte Pflanzen ihre Heilkraft über den aus ihnen gewonnenen Tee übermitteln. Kraftorte der Erde und die Ausstrahlung mancher Menschen geben uns Gesundheit und Lebenskraft. Wie solche Übertragungen geschehen, ist bis heute letztlich ungeklärt.

Kapitel 32

Übung: Stellen Sie sich als Bild vor, was Kombucha in Ihrem Körper bewirken soll

Wenn wir uns längere Zeit lang, etwa eine halbe Stunde, intensiv einen Sonnenuntergang in der Natur anschauen, so kann das Meditation sein. Dasselbe gilt, wenn wir 30 Minuten lang unsere Aufmerksamkeit auf eine Kerzenflamme lenken oder auf ein Bild. Meditation gelingt vielen Menschen am besten über optische Wahrnehmungen. Doch sie läßt sich ebenso über entspannende Musik erreichen oder über die Konzentration auf den Atem oder auf Silben ohne Sinn. Solche Übungen finden sich in der christlichen Tradition des großen Mystikers Meister Eckehart ebenso wie in den östlichen Religionen und in den modernen westlichen Therapieformen. Wir können in der Entspannung Bilder in uns aufsteigen lassen, Wünsche, Träume, Vorstellungen, Visionen. Sie haben die Neigung, sich zu verwirklichen. Der Philosoph Ernst Bloch hat einmal gesagt: „Wenn unsere Träume sich nicht erfüllen, so liegt das nicht an unseren Träumen, sondern an uns. Wir haben nicht intensiv genug geträumt." Es ist keine Spinnerei, wenn wir uns also ganz konkret vorstellen, was Kombucha in unserem Körper bewirken soll, sondern solche Visualisierungsübungen bewirken, wie wir in den vorangegangenen Kapiteln und Beispielen gesehen haben, gute Heilerfolge. Niemand hindert uns, unser tägliches Kombuchatrinken zu einer Übung zu gestalten, die uns wichtig ist, bei der wir nicht gestört werden möchten, die zu einem festen Ritual in unserem Leben wird. So schwer ist es nicht, sich vollkommen entspannt bildhaft vorzustellen, wie dieses Tee-Getränk vom Mund in den Magen gelangt, wie es ganz allmählich von unserem Körper aufgenommen wird, in die Blutbahn kommt und zu all den Stellen in unserem Körper gelangt, wo wir es am dringendsten brauchen. Solche Übungen erhöhen die Heilwirkung des Kombucha-Getränks um ein Vielfaches, wenn wir sie regelmäßig über einen längeren Zeitraum anwenden. Die Erfahrung zeigt das immer wieder.

Kapitel 33

Eine Kombucha-Party feiern

Eine andere Möglichkeit ist, die gemeinschaftsstiftende Wirkung des Kombuchatrinkens sinnvoll zu nutzen: Warum nicht eine Kombucha-Party feiern? Es muß nicht immer Alkohol sein. Gerade unter jungen Menschen setzt sich die alkoholfreie Art des Feierns immer mehr durch. Stimmung kommt dort aus echter Lebensfreude auf und nicht, weil man sie sich von der Alkoholwirkung leiht, um sie am nächsten Tag mit den Zinsen eines kräftigen Katers zurückzuzahlen. Das leidige Problem, wer auf dem nächtlichen Heimweg vom Partyort nach Hause den Wagen fährt, erledigt sich bei Genuß von Kombucha mit einem Alkoholanteil von unter einem Prozent von selbst. Kombucha eisgekühlt ist ja in seinem natürlichen Zustand ohne jeden Zusatz schon ein äußerst wohlschmeckendes, leicht prickelndes und durstlöschendes Getränk. Aber selbstverständlich läßt sich daraus auch ein für Parties geeigneter Cocktail mischen. Hier sind einige Vorschläge:

Kapitel 34

Rezepte für Kombucha-Mixgetränke

Der Kombucha-Zitro-Cocktail
Gießen Sie in das Kombucha-Teegetränk ungefähr ein Drittel Mineralwasser hinzu. Pressen Sie etwas Zitronensaft in das Glas mit dem Getränk und fügen Sie eine Zitronenscheibe bei. Ein paar Eiswürfel sorgen für die nötige Kühle: Fertig ist der Kombucha-Zitro-Cocktail. Er ist fast vollkommen alkoholfrei.

Der Kombucha-Sekt-Cocktail
Wenn Sie auf Ihrer Party nicht gern allen Teilnehmern Alkoholfreiheit verordnen möchten, brauchen Sie dennoch nicht auf Kombucha zu verzichten. Das Teepilz-Getränk läßt sich ausgezeichnet mit Sekt mischen, ungefähr im Verhältnis zwei Drittel Kombucha und ein Drittel Sekt. Manche bevorzugen auch die Mischung halb und halb Kombucha mit Sekt. Auch bei diesem Rezept können Sie eine Scheibe Zitrone dem Getränk hinzufügen. Aber auch ohne sie schmeckt der Kombucha-Sekt-Cocktail ausgezeichnet.

Kapitel 35

Abnehmen mit Kombucha

Kombucha regt den Stoffwechsel und das Drüsensystem des menschlichen Körpers an. Zugleich wirkt das Teepilz-Getränk stark entgiftend und entschlackend. Von daher gesehen ist es der ideale Begleiter für jede Abnehmdiät und Fastenkur.
„Aber", so sagen die meisten, „ich habe schon so viele Abmagerungskuren durchgeführt, und trotzdem komme ich von meinem Übergewicht nicht herunter." So viele Menschen hungern heldenhaft. Oder sie essen sich schlank mit Hollywood-, Kartoffel- oder Bananendiät, mit Atkins- oder Managerkur, mit Punkte-, Brot- oder sogar Alkoholdiät. Das alles kann nicht dauerhaft wirken, solange wir die seelische Seite unseres Übergewichts nicht beachten und solange wir „Rückfalltäter" bleiben, also unser Eßverhalten nicht dauerhaft verändern.
Schlanksein ist nicht nur eine Sache der Ernährung. Essen erfüllt im Leben der Menschen mit Übergewicht immer eine bestimmte Aufgabe. Sie ist den meisten Menschen nur nicht bewußt. Unser Unbewußtes weiß aus den frühesten Tagen unserer Kindheit, daß Getröstetwerden und Nahrungbekommen zusammengehören. Dieses uralte Lernmuster greifen wir allzugern wieder auf, wenn es uns schlecht geht: Wir flüchten in eine frühkindliche Entwicklungsphase, in der Nahrungsaufnahme zugleich Geborgenheit bedeutete.
Oft ist Essen schlicht eine Ersatzbefriedigung. Wir alle brauchen wohltuende Empfindungen, wie Zärtlichkeit

und Zuwendung. Bekommen wir sie nicht, so muß das Essen für die eigentlichen Wünsche und Bedürfnisse herhalten. Den Appetit mit Willenskraft zu unterdrücken, nützt dann wenig. Denn unsere Willenskraft ist allemal schwächer als unser Unbewußtes, das uns ja nur ein wenig Freude verschaffen will, ohne die wir nicht leben können. Wenn wir also dauerhaft abnehmen wollen, ist die erste Voraussetzung, daß wir für Freude in unserem Leben sorgen, daß wir wieder mehr das tun, was uns Spaß macht.

Dann erst, in zweiter Linie, lohnt es sich, über eine möglichst dauerhafte Veränderung unserer Eßgewohnheiten nachzudenken.

Tatsächlich wurde die Bedeutung von tierischem Eiweiß für die menschliche Ernährung lange Zeit überschätzt. Fleisch bringt Lebenskraft, denken viele Menschen. Und sie schlagen sich den Bauch voll mit Steaks, als ob Muskelpakete demjenigen wachsen würden, der Muskelpakete ißt. Während wir körperlich immer weniger leisten, ernähren wir uns nach wir vor wie Hochleistungssportler – und wundern uns, wenn wir krank werden.

Umfangreiche vergleichende Untersuchungen an insgesamt 14 500 Menschen in Nordamerika und in China zeigen deutlich, daß dieses Ernährungsverhalten falsch ist: Beginnen die Asiaten nämlich, sich nach westlicher Art zu ernähren, also mehr Fleisch und tierische Fette statt pflanzlicher Kost zu essen, so breiten sich bei ihnen die für den Westen typischen Krankheiten der Überflußgesellschaft aus: Herz-Kreislauf-Leiden, Arterienverkalkung, Krebs und Diabetes. Fleisch ist offenbar der wichtigste Nahrungsfaktor beim Entstehen dieser Krankheiten. In den Gegenden Chinas, wo der

Fleischverzehr zugenommen hatte, stieg auch die Zahl der Herz-Kreislauf-Erkrankungen gewaltig an. In manchen Gegenden lag sie fünfzigmal höher als in Gebieten mit herkömmlicher chinesischer Kost. Während Chinesen üblicherweise ihren Eiweißbedarf nur zu sieben Prozent aus Tierprodukten decken, liefern Tierprodukte im Westen siebzig Prozent des Eiweißes. Dementsprechend liegt auch der Cholesteringehalt des Blutes bei den Chinesen deutlich niedriger (127 Milligramm pro 100 Milliliter) als bei Nordamerikanern (212 Milligramm pro 100 Milliliter). Mehrere amerikanische Studien bringen auch den Anstieg der Brustkrebserkrankungen mit dem erhöhten Verzehr an tierischen Fetten in Verbindung[30].

Seit Jahren fordern die Ernährungswissenschaftler auch bei uns in der Bundesrepublik, den Speisezettel wieder stärker mit pflanzlicher statt mit tierischer Kost anzureichern. Eine beim Bundesgesundheitsamt laufende Studie zeigt klar, daß Vegetarier gesünder leben. Es liegt an uns, Konsequenzen zu ziehen. Auch wenn wir uns vielleicht nicht zu einem völligen Verzicht auf tierisches Eiweiß durchringen können, kann uns doch das regelmäßige Trinken des Kombucha-Teepilzgetränks helfen, die Schäden unseres Ernährungsverhaltens auszugleichen, denn es senkt den Cholesterinwert deutlich und sorgt dafür, daß die bei übermäßigem Fleischkonsum oftmals auftretenden überhöhten Harnsäurewerte gesenkt werden. Stellen wir zusätzlich unsere Kost stärker auf eine pflanzliche Ernährungsweise um, so erledigen sich die meisten Gewichtsprobleme von selbst. Wichtig ist in jedem Falle, vitalstoffreiche Nahrungsmittel zu wählen und sie möglichst wenig durch Verarbeitung von ihrem natürlichen Zustand zu entfernen. Schon Hippokrates hat gesagt: Eure Heilmittel sollen Nahrungsmittel und eure Nahrungsmittel sollen Heilmittel sein – ein Satz, der vielfach wiederholt worden ist und dennoch immer wieder in Vergessenheit gerät.

Kapitel 36

Kombucha ist nicht nur zum Trinken da: Die äußerliche Anwendung von Kombucha

Ähnlich wie man Kombucha als Gießmittel gegen das Baumsterben in der Natur einsetzt, ist auch die Anwendung beim Menschen nicht nur auf das Trinken beschränkt. Wer seinen Körper insgesamt aktivieren und ihm Heil- oder Erholungsimpulse geben will, der kann dem Badewasserzusatz etwa ½ Liter Kombucha zugeben. Das empfiehlt sich besonders, wenn die Haut ermüdet ist oder unter Ausschlag leidet. Die äußere Anwendung mit in Kombucha getränken Umschlägen empfiehlt sich vor allem bei Hautpilzerkrankungen und Ekzemen. Der Erfolg ist hier oftmals verblüffend. Auch bei Gürtelrose wird über sehr gute Heilerfolge durch Anwenden von Kombucha-Umschlägen berichtet.

Kapitel 37

Kombucha in der Kosmetik

In der Kosmetik zeigt sich in den letzten Jahren, daß der Weg wegführt von den Giften und von der Chemie. Wirklich sinnvolle Kosmetik nutzt die Möglichkeiten der Natur, denn durch Einsatz chemischer Gift- und Farbstoffe entstehen ja nur immer neue Schäden. Kombucha eignet sich hervorragend zur kosmetischen Gesichtsreinigung und für Haarkurpackungen. Die Haut erhält dadurch sehr schnell Frische und Glanz. Das Haar wirkt straffer, fülliger und gesünder.

Kapitel 38

Einmachen und Konservieren mit Kombucha

Läßt man den Kombucha-Teeansatz einfach 14 Tage oder noch länger stehen, so gärt er zu Essig aus. Er eignet sich hervorragend zum Würzen von Speisen und Salaten.
Mit Kobucha-Essig lassen sich aber auch alle möglichen rohen Gemüsesorten haltbar machen. Man schneidet dazu Gurken, Tomaten, Zwiebeln, Paprika, Topinambur, Bohnen, Rote Bete oder Möhren in Scheiben und übergießt sie in einem geeigneten Gefäß mit dem ausgereiften Kombucha-Essig. Wie beim Ansatz von Essiggurken läßt man das Ganze reifen und erhält auf diese Weise äußerst schmackhaftes und gesundes, milchsaures Einmachgut.

Kapitel 39

Gesundheitsreform mit Kombucha: Wie sich wichtige Ideen auf der Welt ausbreiten

Jede Gesundheitsreform der Politiker bleibt erfolglos, solange sich nicht das Bewußtsein der Menschen ändert. Alle Versuche des Staates, das Gesundheitswesen immer vollständiger in Regeln zu fassen, sind zum Scheitern verurteilt, weil ihr gedanklicher Ansatz falsch ist. Denn immer perfektere gesetzliche Verordnungen darüber, welche Behandlungsmethoden und Medikamente vom Staat zugelassen und damit von der Gesellschaft bezahlt werden, entmündigen den Bürger. Sie nehmen ihm die Verantwortung für seine Gesundheit aus der Hand. Offenbar halten ihn die Politiker für unfähig, selbst zu entscheiden, was für seinen Körper gut ist und was nicht. Mit Demokratie, mit mehr Mündigkeit und Selbstverantwortung des einzelnen Bürgers hat diese perfektionistische Regelungswut nichts mehr zu tun.

Eine Gesundheitsreform kann nur dann erfolgreich sein, wenn sie vom Bewußtsein der Menschen unterstützt wird. Wir haben im letzten Jahrzehnt gesehen, wie schnell sich ein neues Naturverständnis durchsetzt, wenn es vom Bürgerwillen getragen wird. Wir haben auch gesehen, wie schnell sich Industrie und Handel auf die Forderung der Menschen nach konservierungsmittelfreier, vitalstoffreicher Nahrung einstellen (wenngleich hier immer noch viel Etikettenschwindel getrieben wird). Innerhalb weniger Jahre schrieben sämtliche politischen Parteien die Erhaltung der Natur als Programmpunkt auf ihre Fahnen (obwohl sie alle miteinander nach wie vor zu wenig tun).

Auf demselben Wege wird sich eine Gesundheitsreform von unten, vom Bürger aus, Bahn brechen. Die Menschen bei uns beginnen zu begreifen, daß es keine Krankheiten gibt, an denen nur der Körper allein beteiligt ist. Sie ahnen, daß sie selbst für ihre Krankheiten verantwortlich sind, weil irgend etwas in ihrem Leben nicht mehr stimmt. Sie beginnen, Krankheit als Chance zur Veränderung ihres Lebens zu begreifen und versuchen, den Einklang mit den Gesetzen der Natur oder des Lebens oder der kosmischen Ordnung oder wie immer man dazu sagen mag, wiederherzustellen.

Dieses neue Bewußtsein breitet sich unaufhaltsam und – was noch wichtiger ist – sprunghaft aus. Wenn erst eine bestimmte Zahl von Lebewesen einen bestimmten Bewußtseinsstand erreicht hat, setzt sich dieser scheinbar mühelos überall durch, selbst dort, wo keinerlei räumlicher oder sozialer Kontakt zwischen den lernenden Lebewesen besteht. Es ist das Verdienst des britischen Biologen Rupert Sheldrake, dieses Naturgesetz herausgefunden zu haben[31]. Es wird aller Voraussicht nach unser gesamtes naturwissenschaftliches Denken auf den Kopf stellen. Schon jetzt horchen die Kritiker auf: Wenn nämlich Sheldrake mit seinem Modell von der sprunghaften Ausbreitung von Ideen und Lernerfolgen recht hat, so ist kein Grund mehr ersichtlich, warum es Telepathie nicht geben kann, warum Gebete nicht wirksam sein sollten und warum es nicht ein großes, allen Lebewesen gemeinsam verfügbares „Gedächtnis" gibt, aus dem wir gemeinsam schöpfen. Nichts anderes hat der Psychoanalytiker C. G. Jung vor Jahrzehnten als das Kollektive Unbewußte beschrieben. Nur: Jetzt lassen sich solche Erkenntnisse in kontrollierbaren Versuchsreihen beobachten und bestätigen.

Das alles fing so an: Auf der japanischen Insel Koshima untersuchten 1952 Wissenschaftler das Verhalten der einheimischen Affenart Muscaca fuscata. Sie warfen den Affen süße Kartoffeln hin, die die Affen sehr gern als Nahrung annahmen. Nur den daran kleben gebliebenen Sand konnten sie nicht ausstehen. Ein weibliches Affenkind löste schließlich das Problem, indem es die Kartoffeln zuerst in einem Fluß wusch. Es zeigte diesen Trick seiner Mutter, seinen Geschwistern und Spielkameraden, bis eine ganze Reihe Affen des Stammes auf diese Weise ihre Kartoffeln zu reinigen gelernt hatte. Nach sechs Jahren wuschen alle Affen auf der Insel ihre Kartoffeln vor dem Essen. Im Herbst 1958 geschah nun etwas Merkwürdiges: Die Affenstämme der benachbarten Insel und des Festlandes Taka Sakiyama begannen plötzlich alle ihre süßen Kartoffeln zu waschen, obwohl sie keinen Kontakt zu den Affen von Koshima hatten.

Ein anderes Beispiel: Vor einigen Jahrzehnten beobachtete man zum erstenmal in Southampton eine Meise, die mit dem Schnabel ein Loch in den Aluminiumverschluß einer vor die Haustür gestellten Milchflasche pickte und daraus trank. Später haben Dutzende, dann Tausende von Meisen in allen Teilen Englands dies „nachgemacht". Selbst in Schweden bereicherten die Meisen plötzlich auf dieselbe Weise ihren Speiseplan. Dabei reicht der Flugbereich dieser Vögel höchstens bis zu 15 Kilometern. Diese Gewohnheit überlebte selbst mehrjährige Unterbrechungen durch den 2. Weltkrieg. Als nach dem Krieg wieder Milch ins Haus geliefert wurde, holten sich die Meisen wieder in der gleichen Weise ihren Frühstückstrunk.

Dasselbe Gesetz gilt auch unter Menschen. Es erklärt, daß große Entdeckungen und Erfindungen sich oft fast gleichzeitig unabhängig voneinander an den verschiedensten Orten der Welt ereignen. Es erklärt auch, daß wir dieselben Mythen- und Märchenmotive bei den verschiedensten Völkern der Erde finden, obwohl diese Völker nachweislich niemals in Kontakt miteinander gestanden haben. Warum sollte sich dann nicht die Idee des Friedens unter den Menschen oder des verantwortlichen Umgangs mit der Natur oder mit dem eigenen Körper in gleicher Weise auf der Welt ausbreiten können? Es gibt zahlreiche Gruppen von Menschen in allen Kontinenten, die versuchen, durch ihr Denken einen solchen Bewußtseinsprung herbeizuführen. Wenn man auf die umfassenden Wandlungen im politischen Weltgeschehen der neueren Zeit schaut, so scheint dieser Versuch durchaus erfolgreich zu verlaufen. Und es ist nicht unwahrscheinlich, daß sich Kombucha als ein weltweiter Beitrag zu einer gesunden Lebensführung in ähnlicher Weise verstehen läßt. Das sprunghafte Sich-Ausbreiten des Teepilzes innerhalb weniger Jahrzehnte von China und Japan aus bis nach Westeuropa läßt noch einiges erwarten...

Kapitel 40

Anleitung: Wie Sie das Kombucha-Teepilzgetränk mühelos selbst herstellen können

Man bereitet ganz einfach Tee wie gewohnt zu. Die Menge richtet sich nach der Größe des Glasgefäßes, das Sie für Ihre Kombucha-Herstellung nehmen wollen. Am besten eignet sich ein großes Gurkenglas, wie man sie mit Inhalt überall in den Kaufhäusern bekommt, oder ein zwei bis drei Liter fassendes Einmachglas.

Auf einen Liter Wasser werden ein bis zwei Teelöffel schwarzer Tee oder Kräutertee aufgegossen. Außerdem löst man pro Liter etwa 60 bis 100 Gramm Zucker in dem heißen Tee auf.

Nach dem Abkühlen dieses Aufgusses auf Handwärme (etwa 36 Grad C) gießt man die gezuckerte Flüssigkeit in das Glasgefäß und setzt die Pilzflüssigkeit mit dem Pilz zu (Ansäuerung).

Das Glas deckt man mit Verbandsmull ab und verschließt es mit einem Gummiband. So bekommt der Kombucha-Ansatz Luft, die er benötigt. Und er ist vor Staub und Insekten geschützt.

Der Kombuchapilz braucht zum Gedeihen 20 bis 23 Grad Wärme, Sauerstoff und Licht. Er verträgt keinen Tabakrauch, da sich sonst leicht Schimmel bildet. Ihn kann man jedoch mit Essig abwaschen.

Nach acht bis zehn Tagen ist das Gärgetränk fertig und kann abgegossen werden, am besten durch einen Kaffee- oder Teefilter, durch ein Leinentuch oder ein feines Sieb.

Den Pilz selbst gibt man mit einem Holzlöffel in ein Sieb und spült ihn unter lauwarmem Wasser ab. Das Glasgefäß wird gründlich gereinigt. Hierfür eignet sich Essig- oder Zitronenwasser besonders gut. Es genügt aber auch normales heißes Leitungswasser. Nur sollte die Belastung mit Spül- und Reinigungsmitteln vermieden werden.
Man kann dann sofort wieder mit dem Neuansatz beginnen. Dazu wird ¼ bis ½ Liter von der trinkfertigen Kombuchaflüssigkeit in das gereinigte Gefäß gegeben. Man fügt den Pilz hinzu und gießt den Tee auf, wie oben beschrieben.
Das fertige Kombuchagetränk soll in Flaschen im Kühlschrank aufbewahrt werden. Empfohlen wird, dreimal täglich ein Weinglas davon zu trinken, morgens nüchtern, mittags und abends nach dem Essen.
Nach dem Ansetzen kann der Pilz zu Boden sinken. Dann bildet sich an der Oberfläche jedoch ein neuer. Er sieht zuerst aus wie eine gallertartige Schicht.
Wenn der Pilz mehrmals neu angesetzt worden ist, wächst er so groß, daß man ihn teilen und mit Flüssigkeit weitergeben kann. Die oberste Schicht ist immer die neueste. Der untere Teil des Pilzes soll von Zeit zu Zeit entfernt werden.
Wollen Sie bei Ihrer Kombucha-Herstellung einmal eine Pause einlegen, zum Beispiel wenn Sie verreisen, so wird der Teepilz mit Kombucha-Nährflüssigkeit in einem verschlossenen Behälter im Kühlschrank aufbewahrt.
Bei besonders empfindlichen Menschen kann Kombucha aus schwarzem Tee anregend wirken und zu Herzklopfen führen. In solchen Fällen empfiehlt es sich, Kräutertee zur Zubereitung zu verwenden. Dabei können Sie die Kräutermischungen so auswählen oder selbst zusammenstellen, wie dies Ihren persönlichen gesundheitlichen Be-

dürfnissen entspricht. Wenn Sie beispielsweise gern eine Blutreinigungskur durchführen wollen, wählen Sie einfach Teesorten mit blutreinigender Wirkung. Wer etwas für seine Harnausscheidungsorgane tun möchte, wählt einen Nieren-Blasen-Tee. Man kann hierfür die in Apotheken und in einschlägigen Fachgeschäften erhältlichen fertigen Teemischungen verwenden oder sich einzelne Kräuter selbst nach Bedarf zusammenstellen, zum Beispiel wenn man zusätzlich eine beruhigende, entspannende Wirkung erzielen will.
Dieses Buch gibt Ihnen im Kapitel 45 einen Überblick über die Wirkung der unterschiedlichen Heilkräuter.
Noch etwas ist wichtig: Wenn Sie einen neuen Teepilzableger bekommen haben, der noch jung ist, so empfiehlt es sich, ihn bei den ersten Malen zunächst mit höchstens einem Liter Teelösung anzusetzen. Durch größere Mengen Flüssigkeit kann er am Anfang überfordert sein, so daß der Gärprozeß darunter leiden würde.

Kapitel 41

Eignet sich Kombucha für Diabetiker?

Ob Diabetiker Kombucha trinken sollen, ist umstritten. Die Wirkstoffe des Teepilzgetränks erzielen bei Diabetes hervorragende Wirkung. Wenn man Kombucha stark ausgären läßt, etwa zwei Wochen lang, wird das Getränk sauer wie Moselwein. Der ursprünglich in dem Teeansatz enthaltene Zucker vergärt dann fast vollständig. Falls dennoch Bedenken bestehen sollten, kann man auf ein Kombucha-Extrakt für Diabetiker ausweichen. Es ist in Apotheken und Naturkostgeschäften erhältlich.

Kapitel 42

Hat Kombucha Nebenwirkungen?

Kombucha ist ein an Vitalstoffen ungeheuer reiches Lebensmittel. Negative Auswirkungen sind bislang nirgends festgestellt worden. Da der darin enthaltene weiße Zucker durch den Gärprozeß aufgespalten wird, bestehen auch von diesem im Kombucha-Ansatz ursprünglich enthaltenen Nahrungsmittel her keine Bedenken. Wie mit allen Lebensmitteln, so sollte man natürlich auch mit Kombucha sauber umgehen, um Verunreinigungen mit solchen Bakterien, die nicht in das Getränk gehören, zu vermeiden.

Kapitel 43

Gibt es Schwierigkeiten bei der Kombucha-Herstellung?

Der Kombuchapilz ist ausgesprochen robust. Er verträgt einiges. Die Herstellung des Kombuchagetränks läßt sich ziemlich problemlos bewältigen, wenn man sich an die Anleitung hält. Wichtig sind für den Pilzansatz vor allem Luft, Licht und Wärme (20 bis 23 Grad C), damit er ungestört gären kann.

In unseren modernen thermostatisch mit gleichmäßiger Raumtemperatur versorgten Räumen dürfte hier kaum mit Problemen zu rechnen sein. Dasselbe gilt für die Aufbewahrung des Getränks im Kühlschrank. Wenn den Menschen früher unter ungleich viel schwierigeren Wohnbedingungen in den kalten Wintern Rußlands die Kombuchaherstellung gelang, dann sollte man sie eigentlich auch den modernen Menschen unserer Zeit zutrauen dürfen.

Kapitel 44

Welche Kräuterteesorten eignen sich für den Kombucha-Ansatz?

Grundsätzlich sind alle Kräuterteesorten für den Ansatz von Kombucha ebenso geeignet wie schwarzer Tee. Geschmack und Wirkung des Kombucha-Teepilzgetränks verändern sich je nach den verwendeten Teesorten. Im folgenden Kapitel finden Sie einen Überblick über die Wirkung der wichtigsten Teekräuter. Auf diese Weise können Sie leicht nachprüfen, welche Heilwirkungen der Tee besonders begünstigt, den Sie als Kombucha-Ansatz verwenden.
Außerdem können Sie sich selbst mit Hilfe dieses Verzeichnisses Teemischungen zusammenstellen, die speziell auf Ihren persönlichen Bedarf hin abgestimmt sind. Für welche Teemischung Sie sich auch immer entscheiden: Stets hat das Kombucha-Teepilzgetränk alle allgemein hier beschriebenen typischen Kombucha-Wirkungen. Durch die Wahl der Teesorte fügen Sie also nur zusätzliche spezielle Wirkungsfaktoren hinzu.
Wenn Sie sich selbst eine Teemischung zusammenstellen möchten, wählen Sie am besten einen der bekannten und bewährten Grundbestandteile für Kräutertees, zum Beispiel Pfefferminze oder Malven, und fügen ihm solche Kräuter hinzu, auf deren Wirkung es Ihnen besonders ankommt. Teekombinationen sollten möglichst auf einige wenige Sorten beschränkt werden, damit die Übersicht erhalten bleibt. Es ist günstiger, die Teezusammensetzung statt dessen nach einiger Zeit zu verändern.

Man soll möglichst nicht willkürlich mehrere Teesorten zusammenmischen, die gegen ein und dieselbe Krankheit wirken, sondern sie eher nacheinander anwenden. In Apotheken können Sie sich in Zweifelsfällen beraten lassen.

Kapitel 45

Die Wirkungsweise einzelner Heilkräuter, die Sie zur Kombucha-Herstellung verwenden können[32]

Attich, Zwergholunder (Sambucus ebulus L.)
– Getrocknete Wurzeln (Radix Ebuli) – Frühjahr oder Herbst –.
Allgemeine Wirkung und Anwendung: Bestandteil von blutreinigenden und harntreibenden Teemischungen.

Bärlapp, Schlangenmoos (Lycopodium clavatum L.)
– Getrocknetes ganzes Kraut (Herba Lycopodii) – Mai bis Mitte Juni –.
Allgemeine Wirkung und Anwendung: Gegen Blasenleiden und Magen- und Darmstörungen.

Birke (Betula verruca Ehrh. und Betula pubescens Ehrh.)
– Getrocknete Blätter (Folia Betulae) – Mai bis Juli –.
Allgemeine Wirkung und Anwendung: Harntreibend. Bei Gicht, rheumatischen Erkrankungen, Blasenleiden, Hauterkrankungen. Als Blutreinigungsmittel.

Bitterklee, Fieberklee (Menyanthes trifoliata L.)
– Getrocknete Blätter (Folia Trifoli fibrini) – April bis Juli –.
Allgemeine Wirkung und Anwendung: Als Bittermittel bei Magen- und Darmstörungen, ebenso als Appetitanregungsmittel.
Eine Wirkung gegen Fieber und Migräne wird dem Bitterklee nachgesagt, ist aber nicht erwiesen.

Blasentang (Fucus vesiculosus L.)
– Getrocknete ganze Pflanze (Fucus vesiculosus) – ganzjährig –.
Allgemeine Wirkung und Anwendung: Da die Pflanze stark jodhaltig ist, wird sie gegen Fettsucht und Arteriosklerose angewendet. Die Wirkung ist aber umstritten und bei Schilddrüsenerkrankungen nicht empfehlenswert.

Brennessel (Urtica dioica L. und urens L.)
– Getrocknete Blätter und Sproßspitzen (Herba Urticae) – Mai bis August –.
Allgemeine Wirkung und Anwendung: Wirkt harntreibend und wird vor allem gegen Rheuma und Gicht verwendet.

Brombeere (Rubus fruticosus L.)
– Getrocknete Blätter (Folia Rubi fruticosi) – Mai bis August –.
Allgemeine Wirkung und Anwendung: Gegen akute und chronische Durchfälle, Entzündungen im Mund- und Rachenraum sowie als Blutreinigungsmittel und als harntreibendes Mittel gebraucht. Besonders geeignet als Haustee und als Grundbestandteil des Kombucha-Teegetränks.

Brunnenkresse (Rorippa nasturtium-aquaticum [L.] v. Hayek)
– Getrocknetes Kraut (Herba Nasturtii) – Mai bis August –.
Allgemeine Wirkung und Anwendung: Als Blutreinigungsmittel und als Vitamin-C-Träger.

Ehrenpreis, Veronika (Veronica officinalis L.)
– Getrocknetes blühendes Kraut (Herba Veronicae) – Juni bis August –.

Allgemeine Wirkung und Anwendung: Der Pflanze wird eine Wirkung gegen Erkältungskrankheiten nachgesagt, die aber wissenschaftlich nicht gesichert ist.

Eiche (Sommereiche: Quercus robur L. und Wintereiche: Quercus sessiliflora Salisb.)
– Getrocknete „Spiegelrinde" der jüngeren Zweige ohne Borkenbildung (Cortex Quercus) – Frühjahr, Sommer –.
Allgemeine Wirkung und Anwendung: Bei Magen- und Darmstörungen, Durchfällen und Hämmorrhoiden.

Erdbeere (Fragaria vesca L.)
– Getrocknete Blätter (Folia Fragariae) – Mai bis Juli –.
Allgemeine Wirkung und Anwendung: Gegen Magen- und Darmkatarrhe und leichtere Sommerdurchfälle. Der Aufguß wird vielfach als Ersatz für chinesischen Tee verwendet und eignet sich als Grundlage für den Kombucha-Ansatz.

Erdrauch (Fumaria officinalis L.)
– Getrocknetes blühendes Kraut (Herba Fumariae) – Mai bis Herbst –.
Allgemeine Wirkung und Anwendung: Gegen Magen-, Darm- und Gallenerkrankungen. Zur Blutreinigung.

Färberginster (Genista tinctoria L.)
– Getrocknetes Kraut (Herba Ginistae) – Juni bis Juli –.
Allgemeine Wirkung und Anwendung: Gegen Nierenleiden, Gicht, Rheumatismus, als harntreibendes Mittel, zur Blutreinigung und gegen Hämorrhoiden.

Faulbaum (Rhamnus frangula L.)
– Getrocknete Rinde zwei- bis fünfjähriger Zweige, die

ein Jahr gelagert haben muß bzw. entsprechend aufgearbeitet ist (Cortex Frangulae) – Mai bis Juli –.
Allgemeine Wirkung und Anwendung: Sehr verläßlich dickdarmerregendes Abführmittel bei chronischer Verstopfung.

Fenchel (Foeniculum vulgare Mill.)
– Reife Früchte (Fructus Foeniculi) – September bis Oktober –.
Hauptwirkstoff: Ätherisches Öl.
Allgemeine Wirkung und Anwendung: Ein gutes blähungstreibendes Mittel, auch wegen seiner schleimlösenden und krampfstillenden Wirkung geschätzt. Gegen alle Erkältungskrankheiten, Magen- und Darmstörungen, als harntreibendes und appetitanregendes Mittel geeignet.

Frauenmantel (Alchemilla vulgaris L.)
– Getrocknetes oberirdisches Kraut (Herba Alchemillae) – Sommer –.
Hauptwirkstoff: Gerbstoff.
Allgemeine Wirkung und Anwendung: Gegen Darmkatarrhe und Durchfälle. Die Anwendung bei Frauenkrankheiten ist wissenschaftlich nicht gesichert.

Gänseblümchen, Maßliebchen (Bellis perennis L.)
– Getrocknete Blüten (Flores Belledis) – April bis September –.
Allgemeine Wirkung und Anwendung: Als Blutreinigungsmittel.

Gänsefingerkraut, Anserine (Potentilla anserina L.)
– Getrocknete Blätter (Herba Anserinae) – Mai bis September –.

Allgemeine Wirkung und Anwendung: Bei Magen- und Darmschleimhauterkrankungen mit Durchfällen, Koliken und Ruhr.

Gartenbohne (Phaseolus vulgaris L.)
– Getrocknete Hülsen der reifen Bohne (Fructus Phaseoli sine semine) – Juli bis Herbst –.
Allgemeine Wirkung und Anwendung: Den Bohnenhülsen wird eine blutzuckersenkende Wirkung zugeschrieben. Außerdem haben sie harntreibende Wirkung. Sie werden zur Unterstützung bei der Behandlung der Zuckerkrankheit angewendet, auch bei rheumatischen Erkrankungen, Gicht, Nierenleiden und Wassersucht.

Gartenraute, Weinraute (Ruta graveolens L. var. vulgaris Willk.)
– Getrocknete, vor der Blüte gesammelte Blätter (Folia Rutae) – Juni –.
Allgemeine Wirkung und Anwendung: Krampflösend und nervenberuhigend. Bei Hysterie, Übererregbarkeit, nervösen Beschwerden, rheumatischen Beschwerden, Venenerkrankungen und Hämorrhoiden.

Goldrute (Solidago virgaurea L.)
– Getrocknetes oberirdisch blühendes Kraut (Herba Virgaureae) – August bis Oktober –.
Allgemeine Wirkung und Anwendung: Wirkt stark harntreibend und wird gegen Nierenerkrankungen und Wassersucht angewendet.

Gundelrebe, Gundermann (Glechoma hederacea L.)
– Getrocknetes blühendes Kraut (Herba Hederae terrestris) – April bis Juni –.

Allgemeine Wirkung und Anwendung: Gegen Magen- und Darmkatarrhe. Die Wirkung gegen Erkrankungen der Atmungswege ist nicht gesichert.

Hamamelisstrauch (Hamamelis virginica L.)
– Getrocknete Blätter (Folia Hamamelidis) – Herbst –.
Allgemeine Wirkung und Anwendung: Bei Durchfällen, Hämorrhoiden, Krampfadern.

Hauhechel (Ononis spinosa L.)
– Getrocknete Wurzeln (Radix Ononidis) – Herbst –.
Allgemeine Wirkung und Anwendung: Harntreibendes Mittel. Bei Blasen- und Nierenleiden, Wassersucht, Gicht und Rheumatismus.

Heckenrose, Hundsrose (Rosa canina L.)
– Getrocknete reife Scheinfrüchte (Fructus Cynosbati) – September bis November –.
Allgemeine Wirkung und Anwendung: Schwach harntreibend, wird vor allem als Vitamin-C-Spender verwendet.

Heidelbeere, Blaubeere, Bickbeere (Vaccinium myrtillus L.)
– Getrocknete Früchte (Fructus Myrtilli) und getrocknete Blätter (Folia Myrtilli) – Juni bis September –.
Allgemeine Wirkung und Anwendung: Die getrockneten Früchte und Blätter gelten als mildes Stopfmittel. Sie werden auch als Ersatz für Bärentraubenblätter sowie bei Zuckerkrankheit gebraucht.

Hirtentäschel (Capsella bursa-pastoris [L.] Mönch)
– Getrocknetes Kraut (Herba Bursae pastoris) – Hochsommer –.

Allgemeine Wirkung und Anwendung: Blutstillend bei klimakterischen Blutungen. Die Wirkung ist jedoch nicht immer gleichbleibend.

Hohlzahn (Galeopsis ochroleuca Lam.)
– Getrocknetes blühendes Kraut (Herba Galeopsidis) – Juli bis August –.
Allgemeine Wirkung und Anwendung: Zur Unterstützung bei der Behandlung von Lungenkrankheiten. Die Wirkung ist umstritten.

Holunder, Flieder (Sambucus nigra L.)
– Getrocknete abgestreifte Blüten (Flores Sambuci) – Juni bis Juli –.
Allgemeine Wirkung und Anwendung: Wirkt stark schweißtreibend und wird gegen Erkältungen, verschiedene Infektionskrankheiten sowie gegen Nieren- und Blasenleiden als harntreibendes Mittel verwendet.

Huflattich (Tussilago farfara L.)
– Getrocknete Blätter (Folia Farfarae) und Blütenköpfe (Flores Farfarae) – Blätter Mai bis Juli, Blüten Februar bis März –.
Allgemeine Wirkung und Anwendung: Altbewährtes Hustenmittel. Bei Verschleimungen, akuten und chronischen Erkältungskrankheiten, Asthma.

Isländisches Moos (Cetraria islandica Acharius)
– Getrocknete ganze Flechte (Lichen Islandicus) – Frühjahr oder Herbst –.
Allgemeine Wirkung und Anwendung: Gegen Husten; wirkt appetitanregend und wird deshalb gern in der Kinderpraxis verwendet.

Johannisbeere, schwarze (Ribes nigrum L.)
– Getrocknete Blätter (Folia Ribis nigri) – April bis Juni –.
Allgemeine Wirkung und Anwendung: Wirkt harntreibend und wird gegen Rheuma und Gicht angewendet. Sie ist ein besonders geeigneter Grundbestandteil des Kombucha-Ansatzes und wird gern als Haustee verwendet.

Johanniskraut, Hartheu (Hypericum perforatum L.)
– Getrocknetes oberirdisches blühendes Kraut (Herba Hyperici) – Juli bis September –.
Allgemeine Wirkung und Anwendung: Zur Nervenberuhigung, bei Schlaflosigkeit, gegen Entzündungen aller Art wie Gallenleiden, Nierenleiden, Erkrankungen der Atmungsorgane, Magen- und Darmerkrankungen, Hämorrhoiden.
Bemerkung: Johanniskraut darf nicht über längere Zeiträume verwendet werden, da es zu Vergiftungserscheinungen kommen kann. Vergiftungen wurden ab und zu beim Vieh beobachtet.

Kamille (Matricaria chamomilla L.)
– Getrocknete Blütenköpfe ohne Stiele (Flores Chamomillae) – Mai bis August –.
Allgemeine Wirkung und Anwendung: Wirkt äußerst günstig gegen Entzündungen, besonders bei Erkältungskrankheiten, Magen- und Darmerkrankungen, Menstruationsbeschwerden, Entzündungen der Haut oder der Schleimhäute, bei Blähungen und Koliken.
Bemerkung: Unsere deutsche Marschkamille ist von besonders guter Qualität. Es lohnt daher, Kamille selbst zu sammeln. Man kann sie von ähnlichen, oft wertlosen Pflanzen am besten durch den hohlen Blütenboden unterscheiden. Wer sich nicht auskennt, sollte nur geprüfte Ware

bei zuverlässigen Fachleuten beziehen. Kamille eignet sich gut als Grundsubstanz für den Kombucha-Ansatz.

Kardobenedikte (Cnicus benedictus L.)
– Getrocknete Grundblätter und Zweigspitzen mit Blüten (Herba Cardui benedicti) – Juli bis August –.
Allgemeine Wirkung und Anwendung: Als beliebtes Magen- und Darmmittel geschätzt.

Kastanie, echte (Castanea sativa Miller)
– Getrocknete Blätter (Folia Castaneae) – September bis Oktober –.
Allgemeine Wirkung und Anwendung: Kastanienblätter sind ein beliebtes Mittel gegen Keuchhusten und andere Erkältungskrankheiten der Atemwege.

Klette (Arctium lappa L.)
– Getrocknete Wurzel (Radix Bardanae) – Herbst oder Frühjahr –.
Allgemeine Wirkung und Anwendung: Als harntreibendes und schweißtreibendes Mittel sowie als Blutreinigungsmittel gebraucht.

Koemis koetjing, Indischer Nierentee (Orthosiphon stamineus Bentham)
– Getrocknete Blätter (Folia Orthosiphonis) –.
Allgemeine Wirkung und Anwendung: Nieren- und Blasenerkrankungen; als stark wirkendes, aber harmloses, harntreibendes Mittel sehr beliebt.

Königskerze, Wollblume (Verbascum phlomoides L. und Verbascum thapsiforme Schrad.)
– Getrocknete Blüten (Flores Verbasci) – Juli bis August –.

Allgemeine Wirkung und Anwendung: Wegen der besonders günstigen Kombination der Wirkstoffe ein beliebtes Mittel gegen Erkältungskrankheiten, vor allem bei chronischen Entzündungen der Atmungsorgane.

Kreuzblume, bittere (Polygala amara L.)
– Getrocknetes blühendes Kraut (Herba Polygalae amarae) – Mai bis Juni –.
Allgemeine Wirkung und Anwendung: Wird als Bittermittel bei Magen- und Darmstörungen, aber auch als schleimlösendes Hustenmittel vielfach verwendet.

Kümmel (Carum carvi L.)
– Getrocknete reife Früchte (Fructus Carvi) – Juni bis Juli –.
Allgemeine Wirkung und Anwendung: Gegen Magen- und Darmbeschwerden, wie mangelhafte Verdauung, Appetitlosigkeit, Blähungen, Leibschmerzen, Koliken, auch als harntreibendes Mittel eingesetzt.

Kurkuma, Gelbwurzel (Curcuma longa L.)
– Getrocknete Wurzelstöcke –.
Allgemeine Wirkung und Anwendung: Der Farbstoff dieser Wurzel wirkt stark gallentreibend; deshalb wird sie gegen Gallenleiden und als Magenmittel angewendet.

Leinkraut, Frauenflachs (Linaria vulgaris Miller)
– Getrocknetes blühendes Kraut (Herba Linariae) – Juli bis August –.
Allgemeine Wirkung und Anwendung: Als harntreibendes Mittel und zur Blutreinigung gelegentlich verwendet.

Liebstöckel (Levisticum officinale Koch)
– Getrocknete Wurzeln (Radix Levistici) – Herbst –.

Allgemeine Wirkung und Anwendung: Wirkt stark harntreibend, fördert die Verdauung und wird gegen Erkrankungen der Nieren und der Blase, gegen Gicht, Rheuma, Wassersucht u. a. verwendet.

Linde (Tilia cordata Miller und Tilia platyphyllos Scop.)
– Getrocknete Blütenstände mit den Hochblättern (Flores Tiliae) – Juni bis Juli –.
Allgemeine Wirkung und Anwendung: Wirkt stark schweißtreibend. Bei Erkältungs- und verschiedenen Infektionskrankheiten, besonders für die Kinderpraxis geeignet.

Löwenzahn, Butterblume (Taraxacum officinale Weber)
– Getrocknete ganze Pflanze mit Wurzel (Radix Taraxaci cum herba) – April, Mai, vor der Blüte – oder die Wurzel (Radix Taraxaci sine herba) – September bis November –.
Allgemeine Wirkung und Anwendung: Blutreinigungsmittel. Zur Steigerung des Appetits. Bei Nieren-, Gallen- und Lebererkrankungen, bei rheumatischen Leiden zur Anregung der Harnausscheidung.

Lungenkraut (Pulmonaria officinalis L.)
– Getrocknetes ganzes Kraut (Herba Pulmonariae) – Mai –.
Allgemeine Wirkung und Anwendung: Zur Unterstützung bei der Behandlung von Lungenerkrankungen, bei Erkältungskrankheiten.

Majoran (Majorana hortensis Moench)
– Getrocknete abgestreifte („gerebelte") Blätter und Triebspitzen mit den Blüten (Herba Majoranae) – Juli bis September –.
Allgemeine Wirkung und Anwendung: Schwach wirkend

bei Blähungen, Magen- und Darmstörungen und Erkältungskrankheiten.

Malve, Käsepappel (Malva silvestris L. und Malva neglecta Wallroth)
– Getrocknete Blüten (Flores Malvae) und getrocknete Blätter (Folia Malvae) – Juni bis September –.
Allgemeine Wirkung und Anwendung: Als wirksames Heilmittel gegen Entzündung der Atemwege beliebt. Geeignet auch gegen Entzündungen des Magen- und Darmkanals. Malven sind in vielen Teemischungen enthalten und eignen sich als Grundsubstanz für den Kombucha-Ansatz.

Mate, Paraguaytee, Paranátee (Ilex paraguariensis St. Hilaire)
– Geräucherte und getrocknete Blätter (Folia Mate).
Hauptwirkstoff: Koffein.
Allgemeine Wirkung und Anwendung: Wegen der anregenden und harntreibenden Wirkung des Koffeins als Bestandteil in vielen Nerventee-, Blasentee- und anderen Teemischungen enthalten. Eignet sich auch für den Kombucha-Grundansatz.

Melisse (Melissa officinalis L.)
– Getrocknete Blätter (Folia Melissae) – Juni bis Juli –.
Allgemeine Wirkung und Anwendung: Melisse wirkt beruhigend, krampflösend und blähungstreibend. Daher ist die Anwendung sehr vielseitig: Gegen Schlafstörungen, zur Beruhigung, gegen nervöse Magen- und Darmleiden, Blähungen, Erbrechen, Asthma, Erkältungskrankheiten u. a. m.

Nelkenwurz (Geum urbanum L.)
– Getrockneter Wurzelstock mit Wurzel (Radix Caryophyllatae) – Mai bis Juni –.
Allgemeine Wirkung und Anwendung: Als Nervenberuhigungsmittel.

Odermennig (Agrimonia eupatoria L.)
– Getrocknetes oberirdisches Kraut (Herba Agrimoniae) – Juni bis August –.
Allgemeine Wirkung und Anwendung: Als verdauungsförderndes Mittel und bei Leber- und Gallenleiden.

Petersilie (Petroselinum crispum [Mill.] Nym.)
– Reife Früchte (Fructus Petroselini) und getrocknete Wurzeln (Radix Petroselini) – Früchte: August bis Oktober, Wurzeln: Frühjahr –.
Allgemeine Wirkung und Anwendung: Bei Blasen- und Nierenerkrankungen zur Anregung der Harnausscheidung und Entwässerung. Bei Schwangerschaft darf Petersilie nicht genommen werden.

Pfefferminze (Mentha piperita L.)
– Getrocknete Blätter (Folia Menthae piperitae) – Juni bis August –.
Allgemeine Wirkung und Anwendung: Wirkt schwach desinfizierend, schwach gallentreibend, schmerzbetäubend und krampflösend. Die Pfefferminze wird angewandt gegen Störungen aller Art im Verdauungstrakt, wie Magenverstimmung, Darmkoliken, Gallenstörungen, Durchfälle, Erbrechen, zur Beruhigung bei Hysterie und krampfartigen Erkrankungen, gegen Erkältungskrankheiten und Migräne. Sie wird häufig als Haustee genutzt und eignet sich gut für den Kombucha-Grundansatz.

Quecke (Agropyron repens [L.] Pal. Beauv.)
– Getrockneter Wurzelstock (Rhizoma Graminis) – Frühjahr bis Herbst –.
Allgemeine Wirkung und Anwendung: Als Blutreinigungsmittel und als harntreibendes Mittel.

Quendel, Feldthymian (Thymus serpyllum L.)
– Getrocknetes oberirdisches blühendes Kraut (Herba Serpylli) – Mai bis September –.
Allgemeine Wirkung und Anwendung: Wie Thymian, nur ist die Wirkung wesentlich schwächer.

Ringelblume, Calendula (Calendula officinalis L.)
– Getrocknete Zungenblüten ohne Hüllkelch (Flores Calendulae) – Sommer –.
Allgemeine Wirkung und Anwendung: Vor allem in Teemischungen als „schmückender" Bestandteil enthalten, selten als Magen- und Darmmittel oder wegen ihrer harntreibenden Eigenschaften genutzt.

Rosmarin (Rosmarinus officinalis L.)
– Getrocknete Blätter (Folia Rosmarini) – Sommer –.
Allgemeine Wirkung und Anwendung: Blähungstreibend sowie als Anregungsmittel für Kreislauf und Nervensystem.

Salbei (Salvia officinalis L.)
– Getrocknete Blätter und Triebspitzen (Folia Salviae) – Mai bis Juni –.
Allgemeine Wirkung und Anwendung: Als schweißhemmendes Mittel, bei Bronchialkatarrh, bei Blähungen.

Schachtelhalm, Zinnkraut (Equisetum arvense L.)
– Getrocknete unfruchtbare Triebe (Herba Equiseti) –
Sommer –.
Allgemeine Wirkung und Anwendung: Zur Unterstützung bei der Behandlung von Lungenerkrankungen, Lungenentzündung, Erkältungskrankheiten (diese Anwendungsbereiche sind wissenschaftlich nicht gesichert). Harntreibend. Der Teeansatz soll ¼ Stunde aufkochen.

Schafgarbe (Achillea millefolium L.)
– Getrocknete Blüten (Flores Millefoli) und das getrocknete ganze oberirdische blühende Kraut (Herba Millefoli) – Juli bis August –.
Allgemeine Wirkung und Anwendung: Gegen Appetitmangel, Verdauungsstörungen, Magen- und Darmerkrankungen.

Schlüsselblume, Primel, Himmelschlüssel (Primula veris L. em. Huds. und Primula elatior (L.) Grufb.)
– Getrockneter Wurzelstock mit Wurzeln (Radix Primulae) und Blüten (mit oder ohne Kelch) (Flores Primulae cum oder sine calycibus) – April, Mai –.
Allgemeine Wirkung und Anwendung: Akute und chronische Erkältungskrankheiten, besonders Husten, Keuchhusten, Verschleimung, Asthma.
Bemerkung: Das Sammeln der Wurzelstöcke wie auch der ganzen Pflanzen ist in Deutschland verboten. Das Pflükken der Blätter ist dagegen gestattet, soweit die Pflanzen nicht geschädigt werden.

Schöllkraut (Chelidonium majus L.)
– Getrocknetes oberirdisches Kraut (Herba Chelidonii) – Mai bis Juni –.

Allgemeine Wirkung und Anwendung: Bei Gallenleiden, bei Leber- und Darmerkrankungen, bei Koliken.

Seifenkraut (Saponaria officinalis L.)
– Getrocknete Wurzel (Radix Saponariae rubrae) – August –.
Allgemeine Wirkung und Anwendung: Als schleimlösendes Mittel bei Erkältungskrankheiten der Atemwege verwendet.

Sonnentau (Drosera rotundifolia L.)
– Getrocknetes blühendes Kraut (Herba Droserae) – Juli bis August –.
Allgemeine Wirkung und Anwendung: Sonnentau ist ein beliebtes Keuchhustenmittel, das oft mit Thymian gemischt angewendet wird.

Spargel (Asparagus officinalis L.)
– Getrockneter Wurzelstock mit Wurzeln (Radix Asparagi) – Herbst –.
Allgemeine Wirkung und Anwendung: Als harntreibendes Mittel gegen Blasen- und Nierenleiden verwendet.

Spierstaude, Mädesüß (Filipendula ulmaria Maxim.)
– Getrocknete Blüten (Flores Spiraeae) – Juni bis August –.
Allgemeine Wirkung und Anwendung: Wird als schweißtreibendes und harntreibendes Mittel bei Erkältungskrankheiten, Grippe, Blasen- und Nierenerkrankungen gebraucht.

Spitzwegerich (Plantago lanceolata L.)
– Getrocknete Blätter (Herba lanceolatae) – April bis September –.

Allgemeine Wirkung und Anwendung: Mildert die Reizbarkeit der entzündeten Schleimhäute bei akuten Entzündungen der Atmungsorgane, Husten, Heiserkeit, Katarrhen.

Steinklee, Honigklee (Melilotus officinalis Lam. und Melilotus altissimus Thuill.)
– Getrocknetes oberirdisches blühendes Kraut (Herba Meliloti) – Mai bis August –.
Allgemeine Wirkung und Anwendung: Gegen Venenerkrankungen, vor allem Krampfadern und Hämorrhoiden. Wegen des angenehmen Geruches auch als geschmacksverbesserndes Mittel verwendet. Vorsicht ist geboten bei längerem Gebrauch.

Stiefmütterchen (Viola tricolor L.)
– Getrocknetes ganzes blühendes Kraut (Herba Violae tricoloris) – Mai bis Juni und während der zweiten Blütezeit im Herbst –.
Allgemeine Wirkung und Anwendung: Harntreibendes und blutreinigendes Mittel. Wird bei verschiedenen akuten und chronischen Hauterkrankungen, auch bei Säuglingsekzemen und Milchschorf verwendet.

Süßholz, Lakritze (Glycyrrhiza glabra L.)
– Getrocknete Wurzeln und Ausläufer (Radix Liquiritiae).
Allgemeine Wirkung und Anwendung: Wird oft als geschmacksverbessernder Zusatz in Kräutermischungen verwendet, aber auch als schleimlösend bei Husten und als Heilmittel bei Magen- und Zwölffingerdarmgeschwüren.

Tausendgüldenkraut (Centaurium umbellatum Gilib./ Erythraea centaurium)
– Getrocknetes oberirdisches blühendes Kraut (Herba Centaurii) – Juli bis September –.
Allgemeine Wirkung und Anwendung: Als bitteres Magenmittel, bei Magen- und Darmstörungen, gegen Leber- und Gallenleiden verwendet.

Thymian (Thymus vulgaris L.)
– Getrocknetes ganzes oberirdisches Kraut oder abgestreifte Blätter, Blüten und Triebspitzen (Herba Thymi) – Mai bis September –.
Allgemeine Wirkung und Anwendung: Gegen Husten aller Art, Keuchhusten, Bronchial- und Kehlkopfkatarrhe, Reizhusten; auch als appetitanregendes und als harntreibendes Mittel verwendet. Thymian ist ein Bestandteil der meisten Hustenteekombinationen.

Vogelknöterich (Polygonum aviculare L.)
– Getrocknetes blühendes Kraut (Herba Polygoni avicularis) – Juni bis September –.
Allgemeine Wirkung und Anwendung: Zur Unterstützung bei der Behandlung von Lungenerkrankungen, bei Nierenbeschwerden, Rheumatismus und Gicht.

Wacholder (Juniperus communis L.)
– Getrocknete „Beeren" (Fructus Juniperi) – Oktober bis November –. Getrocknetes Holz (Lignum Juniperi) – ganzjährig –.
Allgemeine Wirkung und Anwendung: Harntreibend. Bei Harnverhaltungen, Gicht, rheumatischen Erkrankungen, chronischen Stoffwechselstörungen. Zur Förderung des Appetits und der Verdauung. Bei Erkältungen.

Bemerkung: Bei entzündlichen Erkrankungen und bei Schwangerschaft dürfen Wacholderbeeren keinesfalls verwendet werden. Ebenso ist der Gebrauch einer größeren Menge oder über einen längeren Zeitraum nicht ungefährlich. Der Wacholder steht unter Naturschutz. Die Beschädigung der Pflanzen ist verboten, das Pflücken reifer Beeren dagegen gestattet.

Walnußbaum (Juglans regia L.)
– Getrocknete Fiederblättchen ohne die Blattspindel (Folia Juglandis) – Juni bis Juli –.
Allgemeine Wirkung und Anwendung: Als Blutreinigungsmittel, bei chronischen Ekzemen und anderen Hauterkrankungen, bei Durchfällen.

Wegwarte, Zichorie (Cichorium intybus L.)
– Getrocknete Wurzel (Radix Cichorii) – Frühling oder Herbst –.
Allgemeine Wirkung und Anwendung: Appetitanregend und verdauungsfördernd. Bei Erkrankungen des Magen-Darm-Bereichs und bei Gallenleiden.

Weißdorn, zweigriffeliger (Crataegus oxyacantha L.)
– Getrocknete Blüten (Flores Crataegi) und getrocknete Blätter (Folia Crataegi) – Mai bis Juni –.
Allgemeine Wirkung und Anwendung: Die Hauptanwendungsgebiete sind degenerative Herzerkrankungen, wie Altersherz, Bluthochdruck, Herzmuskelschwäche, Herzrhythmusstörungen, Durchblutungsstörungen. Eine langfristige Anwendung ist gefahrlos.
Bemerkung: Der ähnliche eingriffelige Weißdorn wird als Heilmittel nicht verwendet.

Weiße Taubnessel, Bienensaug (Lamium album L.)
– Getrocknete Blüten ohne Kelche (Flores Lamii albi) –
April bis Juni oder während der zweiten Blütezeit im Herbst –.
Allgemeine Wirkung und Anwendung: Obwohl wissenschaftliche Untersuchungen über die Taubnessel kaum vorliegen, wird sie immer wieder gern gegen Weißfluß und Menstruationsbeschwerden genommen.

Wermut, Absinth (Artemisia absinthium L.)
– Getrocknete Blätter und Blütentriebe (Herba Absinthii) – Juli bis September –.
Allgemeine Wirkung und Anwendung: Wirkt appetitanregend, verdauungsfördernd, krampflösend und entzündungshemmend; wird vor allem bei Magen- und Darmstörungen angewendet, sollte aber nie über längere Zeit genommen werden.

Diese Karte entnahm ich Ihrem Buche: _____

Senden Sie mir laufend unverbindlich Prospekte und Vorankündigungen über nachstehend unterstrichene Wissensgebiete. Meine Adresse und die ebenfalls Interessierter nenne ich umseitig.

Mystik, Prophetie, Psychologie,
Naturwissenschaften, Naturphilosophie,
Volksmedizin, Homöopathie, Naturheilkunde,
Lebensreform,

ferner _____

ANTWORTKARTE

An den

Turm-Verlag

Postfach 229

7120 Bietigheim/Württ.

(Name u. Vorname)

(Beruf)

(Straße)

(Wohnort)

Ich kaufe meine Bücher bei der Buch-

handlung

Weitere Interessenten

Kapitel 46

Beispiele aus der Lebenspraxis: Heilung durch Kombucha[33]

Hoher Blutdruck
Frau Mühlhaupt, 61 Jahre alt, erlitt vor vier Jahren einen Schlaganfall. Sie lernte damals unter großen Anstrengungen wieder laufen. Nach wie vor war aber ihr Blutdruck viel zu hoch (190/110). Blutdrucksenkende Mittel vertrug sie nicht und mußte sie wieder absetzen. Die Ärzte warnten, daß sich der Schlaganfall wiederholen könne.
Ihr Heilpraktiker riet ihr, Kombucha zu nehmen. Schon nach zwei Monaten hatten sich ihre Blutdruckwerte normalisiert (145/85). Frau Mühlhaupt fühlte sich wesentlich frischer und aktiver. Sie bewegt sich wieder mehr im Haushalt und an der frischen Luft. Ihre Angst vor einem neuen Schlaganfall, die sie zu völliger Untätigkeit veranlaßt hätte, verlor sich immer mehr.

Magen- und Darmbeschwerden
Frau Karst, 44 Jahre, litt unter chronischen Magen- und Darminfekten. Ihr Arzt behandelte sie mehrere Monate lang mit Depot-Antibiotika. Doch ihr Zustand verschlechterte sich immer mehr. Darmspiegelungen und verschiedene andere Untersuchungen ergaben keine auffallenden Ergebnisse. Frau Karst suchte alle möglichen Ärzte und Heiler auf – ohne Erfolg. Sie ließ sich zu einem Psychiater überweisen. Er empfahl ihr autogenes Training, was ebenfalls keinen Erfolg brachte. Frau Karst magerte mehr und mehr ab. Sie konnte kaum noch etwas essen.

Zur Darmsanierung erhielt die Patientin Mutaflor. Außerdem wurde ihr Kombucha verordnet. Nach einem Monat konnte sie wieder essen und trinken und hatte an Gewicht zugenommen. Nach zwei Monaten waren die Darmstörungen vollständig abgeklungen.

Magenschleimhautentzündung
Herr Guntram, 37 Jahre, berichtet: „Ich litt jahrelang immer wieder unter Magenschleimhautentzündungen. Als ich mit der Anwendung von Kombucha begann, besserten sich meine Beschwerden sehr schnell. Ich fühle mich heute völlig gesund."

Gicht
Frau Reiners litt seit acht Jahren unter Gicht, vor allem in den Füßen. Nachdem sie mit einer Kombucha-Kur begann, stellte sich schon nach wenigen Tagen eine stark entwässernde Wirkung ein. Bald ließen ihre Schmerzen nach.

Rheuma
Frau Kersken, 45 Jahre, berichtet: „Ich litt so stark unter Rheuma, daß ich manchmal meine Hausarbeit nicht erledigen konnte. Mein Hausarzt verordnete mir jahrelang Hitzepackungen und Moorbäder. Alle zwei Jahre schickte man mich zur Kur. Aber nichts half. Mein Rheuma wurde immer schlimmer. Schließlich kam ich zu einem Naturarzt, der mir ein Kombucha-Präparat verordnete. Nach zwei Monaten waren meine Finger schmerzfrei. Ich konnte auch die Arme mühelos wieder bewegen. Nach sechs Monaten war ich von Rheuma vollständig frei."

Zu hohe Cholesterinwerte
Herr Veltrup, 54 Jahre, berichtet: „Mein Hausarzt stellte bei mir zu hohe Cholesterinwerte fest. Er führte eine medikamentöse Behandlung durch. Aber die Mittel vertrug ich schlecht. Sie hatten erhebliche Nebenwirkungen. Ich bekam Magen-Darmstörungen, Haarausfall, Potenzstörungen und Hautjucken.
Mein Heilpraktiker empfahl mir Kombucha-Tee. Sechs Monate lang trank ich jeden Tag morgens nüchtern und nach dem Mittagessen ein Glas Kombucha. Die Kontrolluntersuchung danach ergab, daß sich meine Blutfettwerte völlig normalisiert hatten."

Massive Kreislaufstörungen
Herr Thape, 57 Jahre, übte früher eine körperlich sehr anstrengende Arbeit in einem Industriebetrieb aus. Inzwischen litt er jedoch unter so starken Gleichgewichtsstörungen, daß er kaum noch allein aus dem Hause gehen konnte.
Seine Frau berichtet: „Wenn mein Mann am Tisch saß, dann kippte er manchmal plötzlich zur Seite hin weg. Oft fiel er völlig in sich zusammen. Alle paar Stunden mußte er seine Durchblutungstropfen einnehmen."
Von ihrem Bruder erhielt Frau Thape schließlich den Hinweis auf Kombucha-Tee. Schon nach kurzer Zeit der Anwendung besserte sich der Zustand ihres Mannes zusehends.
Sie selbst trank Kombucha ebenfalls und stellte fest, daß der Haarausfall, unter dem sie seit längerer Zeit litt, sich besserte. Auch fühlte sie sich frischer und kräftiger.

Rückenschmerzen und Darmbeschwerden
Im Krankenhaus war der 57jährige Versicherungskaufmann Raimund Tichler nicht gesund geworden. Man hatte zwar die Blutungen, die ein durchgebrochenes Magengeschwür verursachte, mit Hilfe von Laserstrahlen zum Stillstand bringen können. Doch seine ständigen Rückenschmerzen und Darmbeschwerden waren geblieben. Sie schienen sich im Gegenteil durch die chemischen Medikamente, die ihm die Ärzte verordneten, noch zu verschlimmern.
Herr Tichler litt schon lange unter dauernder Verstopfung und unter Blähungen.
Ein Heilpraktiker verordnete ihm zur Entgiftung und Entschlackung zunächst einmal einen Liter Kombucha-Tee täglich für die Dauer von drei Monaten. Schon nach zwei bis drei Wochen lösten sich die Darmprobleme. Wenig später verschwanden auch die Rückenschmerzen. Und ganz nebenbei nahm Herr Tichler auch noch fünf Kilo ab.

Zu hohe Blutzuckerwerte und Wasser in den Beinen
Frau Lührmann, 63, berichtet: „Ich habe den Kombucha-Pilz selbst ausprobiert. Anfangs hatte ich Angst, weil meine Zuckerwerte zwischen 280 und 400 schwankten. Außerdem litt ich unter Wasser in den Beinen bis zu den Knien hinauf. In einer Spezialklinik hatte man das nicht beheben können.
Ich nehme Kombucha jetzt seit fünf Monaten. In dieser Zeit sind meine Zuckerwerte bis zum Normalwert von 105 bis 108 heruntergegangen. Mein Arzt wollte es fast nicht glauben. Das Wasser in den Beinen ist völlig verschwunden. Trotzdem will ich Kombucha weiter trinken. In meinem Alter kann das nicht schaden."

Gebärmutterkrebs
Frau Reinhold berichtet: „Bei einer Routineuntersuchung wurde bei mir Gebärmutterkrebs festgestellt. Ich mußte mich einer Unterleibsoperation unterziehen. Nach den anschließenden Bestrahlungen ging es mir sehr schlecht. Ich litt unter Darmstörungen, und mein Blutbild sah nicht gut aus.
Seit ich damit begann, Kombucha-Tee zu trinken, ging es mir schon bald jeden Tag besser. Mein Blutbild normalisierte sich, ebenso der Stuhl. Inzwischen habe ich mich gut erholt und bin gesundheitlich wieder in Ordnung, wie die letzte Kontrolluntersuchung im Krankenhaus ergeben hat. Ich nehme keine anderen Medikamente."

Darmkrebs und Rheuma
Frau Zirn, 47 Jahre: „Ich hatte vor eineinhalb Jahren Darmkrebs und bin operiert worden. Seither trinke ich jeden Tag das Kombuchagetränk. Ich bin überzeugt, daß mir das sehr geholfen hat. Ich habe keinerlei Beschwerden und fühle mich gesund. Meine Rheumaknoten, die ich sehr stark an den Fingern hatte, sind übrigens viel kleiner geworden, obwohl ich kein Medikament dagegen eingenommen habe. Offenbar hat auch da Kombucha geholfen."

Arthrose
Frau Kürten: „Ich leide unter starker Arthrose. Seit ich Kombucha trinke, brauche ich keine Rheumamittel mehr."

Magen- und Darmbeschwerden, Asthma
Frau Völler: „Bei mir traten regelmäßig im Herbst und im Frühjahr Magen- und Darmbeschwerden auf. Mit

Kombucha und Kolipräparaten konnte ich meine Gastritis völlig ausheilen. Ich bin jetzt seit mehreren Jahren beschwerdefrei.
Übrigens gebe ich meiner fünfjährigen Tochter auch jeden Tag Kombucha zu trinken. Ihr Asthma hat sich seitdem wesentlich gebessert."

Chronische Nasennebenhöhlenvereiterungen
Herr Löchte, 51 Jahre, berichtet: „Ich litt seit vielen Jahren immer wieder unter Vereiterungen der Nasennebenhöhlen. Die Ärzte behandelten mich mehrmals im Jahr mit Antibiotika und rieten mir zu einer Operation, da meine Erkrankung inzwischen chronisch geworden sei. Die Beschwerden klangen nicht einmal im Hochsommer mehr ab.
Eine Heilpraktikerin gab mir Kolipräparate, weil meine Darmflora durch die vielen Antibiotika stark gestört war. Außerdem empfahl sie mir, jeden Tag Kombucha zu trinken. Das ist jetzt über ein Jahr her. Ich habe seitdem nur ein einziges Mal Schnupfen gehabt, der aber schon nach drei oder vier Tagen von selbst wieder abklang. Ich fühle mich allgemein jetzt viel kräftiger, gesünder und leistungsfähiger."

Hoher Blutdruck, Konzentrationsstörungen, nervöse Erschöpfung, Potenzstörungen
Herr Berthold, 45 Jahre, Diplomingenieur, leitender Angestellter in einem Industrieunternehmen: „Ich hatte seit Jahren zu hohen Blutdruck, konnte mich immer schlechter auf meine Arbeit konzentrieren, fühlte mich nervös, schlief schlecht, und in meiner Ehe spielte sich auch nichts mehr ab. Ich war mit meinen Kräften einfach am Ende.

Mein Hausarzt, der auf dem Gebiet der Naturmedizin arbeitet, gab mir Kombucha. Schon nach wenigen Tagen spürte ich eine stark belebende Wirkung. Ich fühlte mich wacher, konzentrierter, frischer und in jeder Hinsicht leistungsfähiger. Nach drei Monaten hatte sich der Blutdruck normalisiert, und ich schlief nachts besser."

Zu hohe Harnstoffwerte bei einer Dialysepatientin
Frau Dr. Jürgens ist Ärztin und selbst Dialysepatientin. Sie darf wegen ihrer Krankheit nur wenig Flüssigkeit zu sich nehmen und trank Kombucha ohne große Heilerwartungen einfach als Durstlöscher. Sie berichtet: „Trotz Dialyse war es bei mir bisher so, daß die Werte für Kreatinin und Harnstoff bei den laufend durchgeführten Untersuchungen ständig anstiegen. Zu meiner großen Überraschung ergab die letzte Kontrolle plötzlich eine erhebliche Senkung der Werte. Seit einigen Wochen trinke ich Kombucha. Ansonsten hat sich bei mir in dieser Zeit in der Lebensführung, im Essen, der Dialyse und Medikation nichts geändert. Deshalb vermute ich, daß der Erfolg auf Kombucha zurückzuführen ist."

Kreislaufstörungen, Kopf- und Magenschmerzen, Schlaflosigkeit
Herr Castrup, 29 Jahre alt, Mechaniker, arbeitet in einem Tiefbauunternehmen. Er verdient gut, muß aber körperlich sehr schwer arbeiten. Kreislaufstörungen, Kopfschmerzen, Schlaflosigkeit und Magenschmerzen machten ihm immer stärker zu schaffen. Er litt unter Druckgefühlen im Bauch, die sich manchmal zu krampfartigen Schmerzen entwickelten. Nachts konnte er deswegen oft nicht schlafen.
In den medizinischen Untersuchungen ließen sich keine

organischen Ursachen feststellen. Herr Castrup erhielt Medikamente gegen eine Fehlsteuerung seines Vegetativen Nervensystems. Doch sie brachten keinerlei Erfolg. Bei einem Besuch seiner Eltern empfahl ihm seine Mutter Kombucha-Tee. Auf ihren Rat hin trank Herr Castrup dann jeden Tag zwei bis drei Gläser des Teepilzgetränks. „Schon nach einer Woche war ich von der Wirkung überzeugt", berichtet er. „Die Bauchschmerzen ließen nach. Der Kreislauf kam in Ordnung. Die Kopfschmerzen verschwanden. Und ich schlafe nachts wieder tief und fest."

Schuppenflechte
Frau Füchter, 32 Jahre, litt seit ihrer Kindheit an Schuppenflechte. Sie ging von Arzt zu Arzt, nahm Mengen an immer wieder wechselnden Medikamenten und rieb sich mit allerlei Salben ein. Nichts half. „Daß meine Haut heute glatt und ohne Narben ist", so Frau Füchter, „führe ich allein auf den Kombucha-Pilz zurück. Ich nehme das Teegetränk seit ungefähr einem halben Jahr und habe seitdem keinerlei gesundheitliche Probleme mehr."

Allergie
Frau Natorp, 45 Jahre, Hausfrau: „Mit 30 Jahren bekam ich völlig graue Haare. Ungefähr seit dieser Zeit litt ich unter einer Hautallergie. Die Ursache konnte nie festgestellt werden. Als ich begann, regelmäßig Kombucha zu trinken, ging es mir bald besser. Meine Haut ist nicht mehr so trocken. Die Allergie hat sich gebessert, und meine Gelenke sind nicht mehr so steif. Ich bekomme jetzt sogar meine frühere Haarfarbe wieder zurück."

Bronchitis
Dr. M., Arzt in Holland: „Nachdem ich den Pilz kennengelernt hatte, verschrieb ich ihn mit viel Erfolg Bronchitiskindern."

Chronische Verstopfung
Frau Irmer, 63 Jahre: „Ich litt seit vielen Jahren unter Hartleibigkeit und nahm täglich bis zu 15 Abführtabletten. Aber sie halfen immer weniger. Inzwischen habe ich meine Ernährung völlig umgestellt. Ich esse viel Rohkost, Gemüse, Vollwertbrot und Joghurt und trinke jeden Tag Kombucha. Seitdem komme ich ohne Pillen aus."

Hoher Augendruck, Wetterfühligkeit
Herr Ortwein, 57 Jahre: „Bei mir stellte der Augenarzt immer wieder zu hohen Augendruck fest. Die Medikamente dagegen vertrug ich nicht gut. Eine Nachbarin empfahl mir vor drei Monaten Kombucha. Seitdem hat sich der Augendruck normalisiert. Ich fühle mich auch sonst sehr viel frischer und unternehmungslustiger. Früher war ich oft müde und litt unter jedem Wetterwechsel. Das macht mir jetzt überhaupt nichts mehr aus."

Vorzeitig nachlassende Lebenskraft
Herr Pelster, 57 Jahre: „Meine Lebenskraft ließ Jahr für Jahr nach. Ich fühlte mich völlig erschöpft und ausgelaugt. Die Wochenenden reichten nicht mehr aus, um mich zu regenerieren. Seit acht Monaten trinke ich regelmäßig Kombucha und spüre eine enorme Verbesserung meiner Lebensenergie."

Häufige Erkältungskrankheiten
Frau Köster, 37 Jahre, Lehrerin: „Ich war früher sehr oft erkältet. Die Ärzte empfahlen mir abhärtende Maßnahmen. Ich duschte jeden Tag kalt, ernährte mich sehr gesund und vitaminreich. Aber das half alles nichts. Selbst im Sommer bekam ich immer wieder fieberhafte grippeähnliche Infektionen. Zuletzt glaubte ich, es läge an meinem Beruf, weil ich dort ja besonders vielen Ansteckungsmöglichkeiten durch die Kinder in der Schule ausgesetzt bin.
Eine Kollegin empfahl mir Kombucha. Seit ich das Getränk regelmäßig trinke, habe ich im ganzen letzten Jahr kein einziges Mal mehr wegen Erkältungen in der Schule fehlen müssen."

Nierenleiden
Herr Förster, 60 Jahre, Beamter: „Meine Nieren funktionierten seit meiner Kindheit schon nicht richtig. Die Harnstoffwerte lagen zu hoch. Niemand konnte mir so recht helfen. Selbst das Trinken von Nierentee brachte keinen dauerhaften Erfolg. Jetzt hat mir mein Heilpraktiker Kombucha verordnet. Seit ich das Teepilzgetränk trinke, sind meine Nierenwerte völlig normal."

Fettsucht
Frau Martens, 38 Jahre, kaufmännische Angestellte: „Ich litt unter starkem Übergewicht. Bei einer Größe von 164 cm wog ich 80 Kilo. Alle Diätkuren brachten nichts. Mein Körper wollte sein Fett nicht hergeben. Mein Hausarzt meinte, ich hätte wohl eine Drüsenstörung. Er gab mir Hormone. Sie brachten keinen durchgreifenden Erfolg, und ich mochte sie auch auf die Dauer nicht einnehmen. Ich befürchtete, ich könnte davon Krebs bekommen

und mein eigenes Drüsensystem würde womöglich noch träger. Meine Mutter war auch ziemlich dick. So fand ich mich allmählich mit meinem Übergewicht ab. Aber wenn ich in den Spiegel schaute, mochte ich mich selbst nicht leiden.
Seit fünf Monaten trinke ich jeden Tag Kombucha. Mein Heilpraktiker hat es mir empfohlen, weil es die Drüsentätigkeit anregen soll. Seitdem verliere ich wie von selbst an Gewicht. Das ermutigt mich, meine Ernährung konsequent umzustellen. Ich verzichte auf Zucker in jeder Form, esse viel Obst und Gemüse und Natur-Joghurt. Auf das Kantinenessen verzichte ich ebenfalls vollständig und bringe mir lieber mein Essen mit ins Büro. Der Erfolg: Ich habe schon 5 kg abgenommen. Ich bin überzeugt, daß das erst der Anfang ist. Auch fühle ich mich jetzt sehr viel leistungsfähiger. Ich ermüde nicht mehr so schnell und kann mich viel besser konzentrieren."

Krebs im Anfangsstadium
Frau Grünert: „Ich hatte Knoten in der Brust. Sie mußten operiert werden. Der Arzt sagte mir, es sei Krebs im Frühstadium. Ich trinke seit vier Monaten regelmäßig Kombucha. Die Kontrolluntersuchungen sind bisher immer in Ordnung. Die Operation ist jetzt drei Jahre her. Ich fühle mich so gesund und frisch wie seit vielen Jahren nicht mehr."

Alterserscheinungen
Herr Estmann, 82 Jahre, Rentner: „Eigentlich war ich mein ganzes Leben lang ein ziemlich gesunder Mensch. Aber seit ein paar Jahren merke ich doch, wie ich immer mehr nachgelassen habe. Ich konnte nicht mehr so weit laufen wie früher und wurde schnell müde. Nichts inter-

essierte mich mehr so richtig, auch die Zeitung und das Fernsehen nicht. In der letzten Zeit ging ich meistens schon um halb neun abends ins Bett. Aber ich konnte nicht die ganze Nacht lang schlafen. Auch am Tage mußte ich mich öfters hinlegen.
Nun hat mir meine Tochter Kombucha gegeben. Sie selbst trinkt das auch gegen ihre Arthrose. Zuerst wollte ich es nicht glauben, daß das etwas für mich ist. Aber schon nach ein paar Tagen merkte ich, wie ich wieder wacher wurde. Ich gehe wieder öfters spazieren, auch ziemlich weit. Die Menschen interessieren mich wieder und ich fühle mich frisch. So macht das Leben wieder Freude!"

Depressionen und Müdigkeit
Frau Elsner, 42 Jahre, Chefsekretärin: „Ich konnte diesen Streß im Büro nicht mehr aushalten, war immer nervös und gereizt und hatte überhaupt keine Freude mehr am Leben. Mir kam alles vollkommen sinnlos vor. Morgens mochte ich nicht mehr aufstehen. Meine Arbeit schaffte ich überhaupt nicht mehr. Am liebsten wäre mir gewesen, wenn alles ein Ende gehabt hätte. Auch in meiner Wohnung blieb alles liegen. Ich ging nicht mehr unter Freunde und brütete nur noch stumpf vor mich hin. Jeder Feierabend, jedes Wochenende war mir eine Qual. Mein Hausarzt verschrieb mir Antidepressiva. Aber ich nahm sie nur ganz selten. Ich hatte Angst, davon abhängig zu werden, obwohl mir das eigentlich auch schon fast gleichgültig gewesen wäre.
Ein Bekannter, mit dem ich über meinen Zustand sprach, brachte mir Kombucha und einen Artikel aus einer Zeitschrift darüber. Inzwischen trinke ich selbst regelmäßig und leidenschaftlich Kombucha. Ich fühle mich schon

nach wenigen Wochen deutlich frischer und optimistischer. Die Arbeit beginnt wieder Freude zu machen. Ich unternehme auch privat wieder mehr, lese abends wie früher oder höre Musik. Ich spüre, daß ich wieder gesund werde und bin sehr dankbar dafür. Es lohnt sich doch zu leben, obwohl ich das lange Zeit nicht mehr geglaubt habe."

Bezugsquelle für den Kombucha-Teepilzansatz

Wenn Sie Ihren Kombucha-Tee selbst ansetzen möchten...

Wenn Sie Ihr Teepilzgetränk selbst herstellen möchten, wenden Sie sich ganz einfach an den ‚Arbeitskreis: gesund leben'. Er vermittelt Ihnen den Bezug des dafür notwendigen Teepilz-Ansatzes.
Hier ist die Anschrift:

Arbeitskreis: gesund leben
z. Hd. Dr. Günter Harnisch
Droste-Hülshoff-Straße 34
4430 Steinfurt

Anmerkungen:

1 Diese, gegenüber den Medien und der Öffentlichkeit eher zurückhaltend gehandhabten Informationen verdanke ich Helmut Körner (1986).
2 Schneeweiß 1968, S. 54.
3 Bild der Wissenschaft, Februar 1973.
4 Ärztliche Praxis vom 8. 9. 1984, S. 1980.
5 von Brehmer 1947.
6 Ärztliche Praxis, XXXV. Jahrgang, Nr. 10, Februar 1983, S. 213.
7 Interview mit Dr. Veronika Carstens, in: Bild der Frau vom 11. 1. 1988.
8 Fuhrmann 1990, S. 41 f.
9 Zit. n. Golz 1990, S. 17.
10 Golz 1990, S. 17.
11 Fasching ⁹1988, S. 16.
12 Zit. n. Körner 1986.
13 Körner 1986.
14 Kuhl ¹⁹o. J.
15 Irion 1942, S. 405; Fasching ⁹1988, S. 15; Körner 1986.
16 Fasching, a. a. O. S. 19 und eigene Untersuchungen des Autors.
17 Hermann 1927 und 1928; Hermann und Neuschul 1931; s. auch Golz 1990, S. 41 f.
18 Mihailova 1957; Sakarjan und Danielova 1948; Ermol'eva, Vajsberg, Afanas'eva und Givental 1958; Zlatopol'skaja 1955.
19 Wiesner Laboratories 1987.
20 S. hierzu Sklenar 1964; Kuhl ¹⁹o. J.; Veronika Car-

stens in einem Interview mit „Bild der Frau" vom 11. 1. 88 und in einem Brief an den Autor dieses Buches.
21 Wiesner 1989.
22 Wiesner Laboratories 1987.
23 Golz 1990, S. 49 f.
24 Golz, a. a. O., S. 50 f.
25 Körner 1986.
26 Ornstein und Sobel 1987, S. 22 f.
27 Hippius 1986.
28 Etzler 1986.
29 Klein 1990, S. 30 ff.
30 Schuh 1990, S. 78.
31 Sheldrake 1990; Hoffmann 1990, S. 56.
32 Lucas [8]1975.
33 Die hier wiedergegebenen Beispiele über die Wirkung des Kombucha-Teepilzes sind mir teilweise aus eigener Erfahrung bekannt, zum Teil gehen sie auf Berichte von Dr. Rudolf Sklenar und Rosina Fasching ([9]1988) sowie auf Veröffentlichungen von Dr. Helmut Golz aus seiner ärztlichen Praxis (Golz 1990, S. 107 ff.) zurück. Namen und Daten sind aus Gründen des Persönlichkeitsschutzes verändert.

Literatur

Brehmer, Wilhelm von: Siphonospora polymorpha, Haag/Amper 1947.

Ermol'eva, Z. V./Vajsberg, G. E./Afanas'eva, T. J./Givental, N. J.: Über die Stimulierung bestimmter antibakterieller Faktoren im Tierorganismus, Moskau 1958.

Etzler, Beate: Der Schein, der nicht trügt. Der wahre Arzt steckt manchmal in einer Tablette, die nur so aussieht wie Medizin. Doch wie verläßlich ist dieser Placebo-Effekt? in: Die Zeit vom 3. 10. 1986, S. 23.

Fasching, Rosina: Teepilz Kombucha. Das Naturheilmittel und seine Bedeutung bei Krebs und anderen Stoffwechselkrankheiten, Steyr ^{9}1988.

Fuhrmann, Horst: Friedrich I. Barbarossa – ein Kaiser lobesam? in: Die Zeit vom 8. 6. 1990, S. 41 f.

Golz, Helmut: Kombucha. Ein altes Teeheilmittel schenkt neue Gesundheit, Genf 1990.

Harnisch, Günter: Einfach leben – besser leben, Freiburg i. B. 1988.

Harnisch, Günter: Meditieren mit Phantasie. Anleitung zum Tag-Traum-Reisen, Freiburg i. B. 1987.

Hermann, Siegwart: Bacterium gluconicum, Prag 1928.

Hermann, Siegwart: Über die sogenannte Kombucha, Prag 1927.

Hermann, Siegwart und *Neuschul, P.:* Zur Biochemie der Essigbakterien, Prag 1931.

Hippius, Hans: Das Placebo-Problem, Stuttgart 1986.

Hoffmann, Kurt: Hat die Natur ein Gedächtnis? in: Die Zeit vom 16. 3. 1990, S. 56.

Irion, Hans (Hrsg.): Lehrgang für Drogistenfachschulen in 4 Bänden. Band 2: Botanik – Drogenkunde, Eberswald–Berlin–Leipzig 1942.

Klein, Nicolaus: Alles Leben ist Meditation, in: esotera 3/1990, S. 30 ff.

Körner, Helmut: Kombucha – wertvolles Geschenk der Natur (nach Dr. med. Sklenar), in: Naturheilpraxis 10/1986.

Kuhl, Johannes: Schach dem Krebs, Bern 19. Aufl. o. J.

Lucas, H.: Das neue Gesundheitsbuch, München [8]1975.

Mihailova, A. T.: Zur Frage der Anwendung des Teepilzaufgusses bei der Behandlung von Dysenterie bei Kindern, Omsk 1957.

Ornstein, Robert/Sobel, David: Krankheit: Eine a-soziale Reaktion, in: psychologie heute 5/1987, S. 20–25.

Sakarjan, G. A./Danielova, L. T.: Die antibiotischen Fähigkeiten des Aufgusses Medusomyces Gisevii (Teepilz), Trud 1948.

Sauer, Gerhard: Viren als Mittäter, Krebsforschung auf neuen Wegen, in: Bild der Wissenschaft, Februar 1973.

Schneeweiß, Ulrich: Spezielle Mikrobiologie. Leitsätze für Studierende und Ärzte, Berlin 1968.

Schuh, Hans: Siechtum im Überfluß. Neue Studien belegen: Wir essen uns krank, in: Die Zeit vom 8. 6. 1990, S. 78.

Sheldrake, Rupert: Das Gedächtnis der Natur, München 1990.

Wiesner Laboratories: Ärztliches Gutachten über die klinischen Erfahrungen aus allgemeinmedizinischer Arzt-Praxis mit dem biologischen Lebensmittel „Kombucha nach Dr. med. Sklenar" und dem Virustatikum Helveferon, Schwanewede/BRD 1987.

Wiesner, Reinhold: Die Behandlung chronischer Erkrankungen mit Hilfe des Bioresonatorentests, in: Erfahrungsheilkunde, Bd. 38, Heft 10, Oktober 1989, Heidelberg.

Zlatopol'skaja, E. S.: Die Behandlung von Stomatitis bei Kindern mit Teepilzaufguß, Moskau 1955.